Barreiro García
Carvajal Sánchez

ESTRÉS COMO RIESGO PSICOSOCIAL EN FARMACIAS DURANTE EL COVID

Barreiro García
Carvajal Sánchez

ESTRÉS COMO RIESGO PSICOSOCIAL EN FARMACIAS DURANTE EL COVID

EVALUACIÓN DE RIESGOS PSICOSOCIALES ASOCIADOS AL ESTRÉS LABORAL EN FARMACIAS DURANTE TIEMPOS DE COVID-19

PUBLICIA

Imprint
Any brand names and product names mentioned in this book are subject to trademark, brand or patent protection and are trademarks or registered trademarks of their respective holders. The use of brand names, product names, common names, trade names, product descriptions etc. even without a particular marking in this work is in no way to be construed to mean that such names may be regarded as unrestricted in respect of trademark and brand protection legislation and could thus be used by anyone.

Cover image: www.ingimage.com

Publisher:
PUBLICIA
is a trademark of
Dodo Books Indian Ocean Ltd., member of the OmniScriptum S.R.L Publishing group
str. A.Russo 15, of. 61, Chisinau-2068, Republic of Moldova Europe
Printed at: see last page
ISBN: 978-3-639-55440-3

EVALUACIÓN DE RIESGOS PSICOSOCIALES ASOCIADOS AL ESTRÉS LABORAL EN FARMACIAS DURANTE TIEMPOS DE COVID-19

Resumen

Trabajar en tiempos de COVID-19 ha supuesto un sobreesfuerzo importante, especialmente en el sector sanitario, que ha tenido que adaptarse a las exigencias impuestas durante la pandemia. En concreto, las farmacias han prestado sus servicios de forma ininterrumpida, en primera línea, implantando nuevos métodos de trabajo y realizando nuevas tareas ante los continuos cambios en los protocolos sanitarios. Esta sobrecarga de trabajo, sumada al miedo al contagio, convierte a estos trabajadores en uno de los grupos de mayor riesgo para desarrollar estrés, ansiedad, depresión y otros trastornos mentales. De todos, el estrés laboral constituye uno de los factores de riesgo más frecuentes en el trabajo que puede tener consecuencias negativas sobre la salud de los trabajadores.

Ante esta situación, se ha realizado una evaluación de riesgos psicosociales a trabajadores de tres farmacias, mediante el cuestionario sobre el contenido de trabajo, específico para estrés laboral, que ha permitido conocer la magnitud del problema y desarrollar intervenciones eficaces de prevención, ya que estos trabajadores tienen una exposición considerable.

Mediante la implantación de las medidas preventivas propuestas según la planificación preventiva, con la aceptación previa de las empresas, se podría controlar o minimizar la exposición al estrés laboral, especialmente aquel derivado de crisis sanitarias como la del nuevo coronavirus, lo que permitiría mantener una adecuada prestación farmacéutica durante estas situaciones tan extremas de riesgo.

Palabras clave: estrés laboral, riesgo psicosocial, cuestionario sobre contenido de trabajo, *Job Content Questionnaire (JCQ),* Karasek – Theorell.

ÍNDICE

ÍNDICE DE TABLAS

ÍNDICE DE FIGURAS

ÍNDICE DE GRÁFICOS

1. Justificación

Los factores de riesgo psicosocial se consideran un desafío para la sociedad actual debido a las consecuencias que conllevan para la salud de los trabajadores y para el ámbito laboral. Por ello, para poder abordar eficazmente el problema, es necesario conocer cómo se origina, cuáles son los factores de riesgo y qué consecuencias tendrá (1). El COVID-19, como factor de riesgo psicosocial, presenta factores estresores únicos para el bienestar físico, mental y emocional de las personas y, desde que comenzó la pandemia, pocos estudios han evaluado los efectos psicológicos negativos que se están produciendo en los trabajadores, especialmente del sector sanitario (2).

Ante esta situación excepcional, el personal sanitario se está enfrentando a jornadas laborales más intensas, con sobrecarga de trabajo y realización de tareas para las que no estaban preparados, normas y protocolos de seguridad muy estrictos y falta de equipos de protección que, sumado al miedo al contagio, incertidumbre y estigmatización, puede derivar en consecuencias psicológicas, como estrés laboral postraumático, ansiedad o depresión (3).

En este sentido y, a pocos meses del inicio de la pandemia, la prevalencia de ansiedad y depresión en personal sanitario era del 23,2% y del 22,8%, respectivamente. También se han identificado otros problemas de salud, siendo los más destacados: insomnio (37,9%), distrés (37,8%), burnout (34,4%) y estrés postraumático (20,7%). Así, estos trabajadores tienen más riesgo del impacto psicológico negativo originado durante la pandemia, por lo que requieren intervenciones de apoyo psicosocial para mejorar la resiliencia y mantener de esta forma una adecuada salud mental. Esto queda reflejado en el documento elaborado por la OMS en marzo de 2020, sobre protección de la salud mental durante la pandemia, que dedica puntos concretos para cuidar a los profesionales sanitarios (4).

Además, algunos estudios sugieren que el brote de COVID-19 ha afectado de forma significativa a los farmacéuticos y técnicos de farmacia comunitarios de España, mostrando resultados alarmantes; alrededor de un 70% de los trabajadores de farmacias han manifestado altos niveles de estrés postraumático y aproximadamente el 50% sufre en la actualidad de estrés psicológico severo (5).

Si a los datos anteriores añadimos que los trastornos mentales suponen un coste de unos 46.000 millones de euros a España y que, según la Tesorería General de la Seguridad Social, el 30% de las bajas laborales en el último año se deben a estrés laboral, podemos considerar que se han de desarrollar políticas de prevención en las empresas que potencien el área psicosocial para poder, a través del servicio de Prevención de Riesgos Laborales, realizar un seguimiento continuo del estado de los trabajadores y conseguir una atención psicológica temprana que resulte beneficiosa para prevenir ciertos trastornos mentales negativos, tal y como refleja la evidencia científica sobre anteriores pandemias (6).

2. Introducción

En el momento en que vivimos, el trabajo es considerado como un entorno en el que se dan interacciones constantemente. Si se tiene en cuenta que los cambios que ocurren en el ámbito laboral son susceptibles de generar riesgos para los trabajadores, es necesario evaluar los factores de riesgo psicosocial, considerados estos como aquellas características laborales, relacionadas con la organización, el contenido y la realización del trabajo, susceptibles de afectar al bienestar y a la salud (física, psíquica o social) de los trabajadores, así como al desarrollo del trabajo. De esta forma, podemos afirmar que las condiciones laborales pueden suponer una amenaza significativa para la salud mental de los trabajadores, con muchos efectos negativos entre los que se encuentran el estrés, la ansiedad, la depresión o el "*burn-out*" (síndrome de estar quemado) (7).

2.1. Estrés.

La principal consecuencia de los factores de riesgo psicosocial es el estrés, que se manifiesta con una serie de síntomas característicos; irritabilidad, agotamiento físico y mental o depresión. Así, el estrés va a repercutir directamente en el desempeño de los trabajadores, haciendo que disminuya la productividad y alterando el bienestar laboral. Por otra parte, las personas pueden somatizar de diferentes formas el estrés, llegando a manifestar síntomas fisiológicos (tensión muscular, dolores, problemas en la piel, migrañas, alteraciones gastrointestinales o problemas respiratorios) y emocionales (ansiedad, problemas del sueño, frustración, alteraciones de la memoria, agresividad o problemas de concentración) (8).

Este tipo de estrés negativo y prolongado en el tiempo, que puede originar alteraciones en el organismo, es conocido como distrés, frente al eutrés o estrés positivo, que es aquel de corta duración y frecuencia que aparece como respuesta frente a agresiones externas a modo de mecanismo de defensa y adaptación, que no acarrea consecuencias negativas para el equilibrio de nuestro organismo (9).

Es decir, el estrés puede inducir tanto efectos beneficiosos como perjudiciales. Los efectos beneficiosos implican el mantenimiento de la homeostasis en el organismo, que mantiene la supervivencia. Sin embargo, en muchos casos, los efectos nocivos pueden ser más notorios debido a su papel en diversas afecciones y enfermedades. Por ello, es importante tratarlo de forma adecuada, ya sea con tratamiento farmacológico (medicamentos y nutracéuticos) como no farmacológico (cambios en el estilo de vida, alimentación saludable o ejercicio físico diario) y mediante programas de reducción del estrés, teniendo en cuenta que la respuesta al estrés varía de un individuo a otro y que una estrategia de tratamiento o una intervención apropiada para un paciente puede no ser adecuada para otro (10).

2.2. Estrés laboral.

El estrés laboral es aquel originado por factores de riesgo psicosocial o como riesgo psicosocial *per se* que tiene alta probabilidad de perjudicar notablemente la salud de los trabajadores y el funcionamiento de la empresa a medio y largo plazo. Por sus consecuencias hacia el trabajador y hacia la empresa, el estrés se ha llegado a considerar como la enfermedad de los siglos XX y XXI (11).

Para comprenderlo mejor, se han desarrollado diferentes modelos que lo abordan desde distintas perspectivas:

- Modelo de desequilibrio esfuerzo-recompensa de Siegrist: Se basa en que un sobreesfuerzo por parte del trabajador (implicación, motivación o altas exigencias del trabajo) y pocas recompensas importantes para el mismo (estabilidad, promoción o incentivos económicos) genera un desequilibrio que incrementa el riesgo de que aparezcan sentimientos negativos de ira, depresión o desánimo, tal y como se aprecia en la figura 1. Por lo que, este modelo tiene en cuenta variables organizativas laborales y variables personales (12).

Figura 1. Esquema del modelo de desequilibrio esfuerzo-recompensa de Siegrist (13).

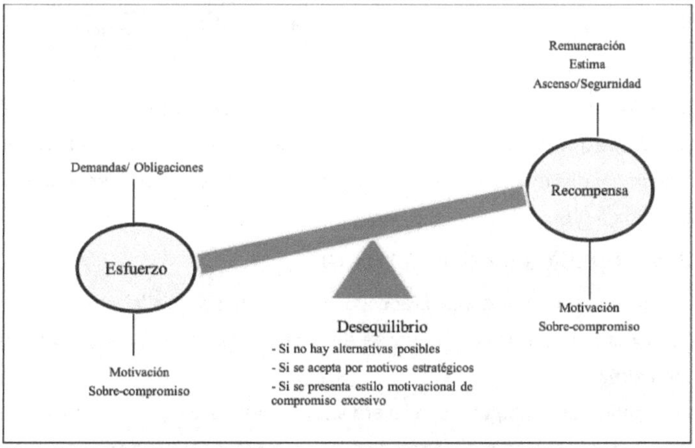

- Modelo demandas-control-apoyo social de Karasek y Theorell: Se basa en la relación entre las demandas psicológicas laborales, el grado de control que tiene el trabajador sobre las mismas y el apoyo que este recibe para tomar decisiones en su trabajo. Según esto, existen 4 combinaciones de riesgo psicosocial; 1) trabajos de alta tensión con muchas demandas y poco control laboral, 2) trabajos activos con altas demandas y alto control, 3) trabajos de poca tensión con bajas demandas y mucho control y 4) trabajos pasivos con bajo control y pocas demandas. Según esta clasificación y, como se observa en la figura 2, el cuadrante 3 es la combinación menos perjudicial, el 2 y el 4 constituyen las combinaciones que pueden ocasionar estrés moderado y el 1 es el que presenta una alta probabilidad de enfermedad crónica asociada al estrés laboral. Por otra parte, un bajo apoyo social disminuye las habilidades del trabajador para hacer frente a situaciones de estrés y supone un factor de riesgo por sí mismo (14).

Figura 2. Combinaciones posibles que relacionan demandas psicológicas y control por el trabajador (15).

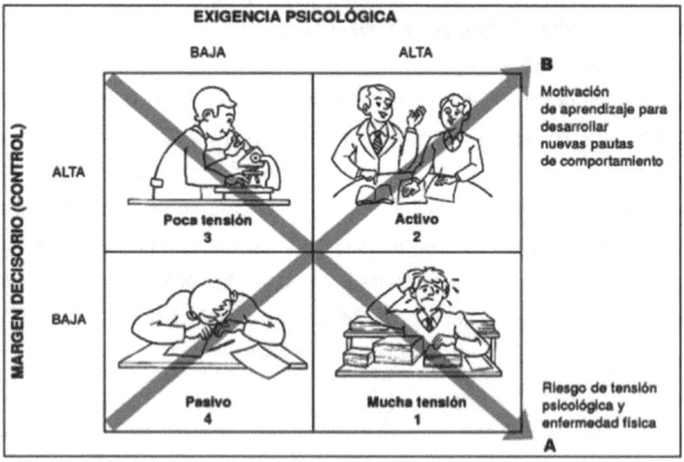

- Modelo del ajuste persona-entorno: Se basa en que el estrés puede ser originado por un desajuste entre las necesidades del trabajador y sus habilidades para solucionar distintas situaciones, que pueden suponer un problema en su entorno de trabajo (16).

2.3. Fuentes de estrés laboral.

El riesgo intralaboral, considerado como las condiciones laborales que pueden generar consecuencias nocivas, se divide en 4 categorías que consideran las posibles fuentes de estrés:

1) Demandas del trabajo: Hace referencia a aquellas exigencias laborales que se imponen al trabajador, ya sean de carga mental, emocionales, etc.
2) Control sobre el trabajo: Es la capacidad que tiene el trabajador para influir y tomar decisiones en su puesto de trabajo, interviniendo aquí la capacitación, formación, etc.
3) Liderazgo y relaciones laborales: Aborda las relaciones sociales que se dan en el trabajo, teniendo en cuenta todos los niveles jerárquicos.

4) Recompensa: Es la remuneración que percibe el trabajador fruto de su esfuerzo o aportaciones en su trabajo, ya sean económicas, de aprecio, etc (17).

Así, pueden existir numerosas fuentes de estrés, siempre y cuando cuenten con algunas de las siguientes características, que son aquellas que frecuentemente presenta una situación estresante:

- Cambios o novedades en una situación habitual: Puede hacer que una situación se vuelva amenazante y, además, será más estresante cuanto mayor se asocie a situaciones anteriores negativas.
- Falta de información e incertidumbre: Cuando no se sabe lo que puede pasar o cómo afrontar nuevas situaciones pueden aparecer sentimientos de confusión y, finalmente, estrés (18).
- Ambigüedad o claridad del factor estresor: Las situaciones ambiguas generan más estrés que situaciones claras y bien interpretadas.
- Habilidades para enfrentar la situación: La carencia de conductas eficaces para enfrentarse a ciertas situaciones supone también vulnerabilidad.
- Duración de la situación: Cuanto más dure una situación estresante, peores consecuencias sufrirá el trabajador.
- Alteraciones biológicas: El consumo de café, té, tabaco o drogas, el tipo de alimentación, la realización o no de ejercicio físico, la edad o las condiciones ambientales pueden producir cambios en el organismo y repercutir en cómo se afrontan las diferentes situaciones (19).

Cuando finalmente se da una situación estresante, se da una respuesta fisiológica que ocurre en tres fases, según el modelo biológico del estrés de Seyle:

1) Fase de alarma: En una primera exposición a un estresor, el organismo se alerta y la resistencia disminuye un poco mientras reúne fuerzas para la siguiente fase.
2) Fase de resistencia: Se desencadena la actividad autónoma, en función de las capacidades de la persona. Es aquí donde se dan las manifestaciones físicas y mentales.
3) Fase de agotamiento: Si la fase anterior dura demasiado, se producirán consecuencias negativas en el organismo por la incapacidad de afrontar la situación estresante (20).

2.4. COVID-19 como fuente de estrés en farmacias.

La actual pandemia de COVID-19 está suponiendo el gran reto de nuestro siglo. Ha cambiado nuestra forma de vivir y, aún a fecha de hoy, se desconocen las consecuencias que tendrá sobre la sociedad. Estamos frente a una crisis de salud pública sin precedentes a nivel global que, especialmente, ha afectado a los servicios de salud en todo el mundo. Los trabajadores de la salud, con una falta generalizada de recursos, se han enfrentado en primera línea a esta desconocida situación para seguir atendiendo adecuadamente a todas las personas. De hecho, a solo seis meses del inicio de la pandemia, algunos estudios muestran que los trabajadores sanitarios han sufrido más trastornos de ansiedad y depresión en comparación con aquellos no sanitarios. Además, los farmacéuticos han mostrado niveles más altos de ansiedad y estrés que el resto de personal sanitario (21).

Desde el comienzo del estado de alarma y durante el confinamiento, las farmacias han estado sometidas a mucha presión. Estos establecimientos sanitarios han supuesto un eslabón importante en la cadena sanitaria, por su papel en la prevención y propagación de la enfermedad. El personal de las farmacias ha tenido que luchar con la incertidumbre provocada ante los continuos cambios en los protocolos de seguridad para realizar una correcta atención a los pacientes. Ante esta situación generada por el brote del nuevo coronavirus SARS-CoV-2 se están produciendo efectos en la salud de los profesionales sanitarios de farmacias, como ansiedad, insomnio, estrés, irritabilidad, tensión muscular o apatía (22).

Dichos efectos sobre la salud mental están provocados por el miedo a que se afecte la propia salud o la de los seres queridos, la incertidumbre frente a la evolución de la situación, no saber cuánto tiempo durarán las medidas impuestas, el exceso de información, la preocupación, la tristeza o el enfado. Todas estas sensaciones se han convertido en una realidad y, especialmente, en los profesionales del área de la salud han dado lugar a que aparezca una angustia emocional y social, para la que no se han destinado recursos que ayuden a su gestión y ayuden a mejorar el bienestar de los trabajadores (23). Los sistemas sanitarios han priorizado la realización de pruebas para reducir la transmisión de la enfermedad, pasando por alto, en muchas ocasionas, las necesidades psicológicas de este sector tan importantes para mantener un correcto manejo de la situación. De ahí la importancia de prestar soporte emocional durante la pandemia para incrementar la resiliencia del personal sanitario (24).

2.5. Efectos del estrés en la salud.

Como ya se ha mencionado, niveles altos de estrés pueden provocar una baja productividad y problemas de salud graves en los trabajadores. A nivel general, se pueden producir efectos fisiológicos directos sobre el sistema circulatorio - aumentando el riesgo cardiovascular (por ejemplo, mayor susceptibilidad a desarrollar hipertensión arterial)-, sobre el sistema endocrino (trastornos hormonales) o sobre el sistema inmunológico (alterando su correcto funcionamiento). Por otra parte, a nivel psicológico las personas serán incapaces de afrontar la vida de forma correcta, podrán adquirir malos hábitos alimenticios, tendrán problemas para dormir e, incluso, pueden llegar a adoptar comportamientos perjudiciales para la salud, como el aumento del consumo de nicotina, alcohol u otras drogas. Por último, en el trabajo desarrollarán conductas negativas, con baja productividad y mayor irritabilidad, las funciones desempeñadas serán de peor calidad, puede aumentar el ausentismo laboral y, todo ello, conducirá a que la mayoría valore la opción de abandonar su puesto de trabajo (25).

De esta forma, el estrés puede tener secuelas emocionales a largo plazo que, aunque dependen de las características individuales, aumentan la posibilidad de padecer trastornos mentales por primera vez o de exacerbar aquellos preexistentes. Todo ello, sumado al miedo por el contagio, al exceso o falta de información, a los problemas económicos y a la discriminación – en caso de ser positivo o simplemente por ser personal sanitario –, hará que se puedan presentar síntomas depresivos, ira, ansiedad, sufrimiento emocional e, incluso, ideación suicida o suicidio (26).

Todo esto ocurre en respuesta a los cambios en nuestro entorno, que son interpretados como negativos y que ponen en funcionamiento los mecanismos de adaptación necesarios para mantener la homeostasis. Y, aunque estos mecanismos de respuesta al estrés son necesarios para asegurar la supervivencia, se consideran potencialmente dañinos para el organismo. Esta respuesta se manifiesta con aumentos de la glucemia, de la presión arterial o de la frecuencia cardiaca, así como estimulando la respuesta inflamatoria que está directamente relacionada con enfermedades como la diabetes o el cáncer (27).

A nivel neurobiológico, un cerebro sano es capaz de producir respuestas conductuales apropiadas ante situaciones potencialmente peligrosas. En cambio, cuando hay estrés, el cerebro no consigue adaptarse correctamente, pudiendo provocar daños irreversibles que podrían conducir a la alteración de los ritmos circadianos, deterioro de la memoria e, incluso, provocar la enfermedad de Alzheimer (28).

Además, numerosos estudios sugieren que el estrés puede estar, directa e indirectamente, involucrado en desencadenar o agravar diversas afecciones dermatológicas, desde cáncer de piel hasta enfermedades inflamatorias como psoriasis, dermatitis atópica y seborreica, acné, rosácea, alopecia areata, prurigo nodular, líquen plano o urticaria crónica.

Según lo anteriormente expuesto, se puede afirmar que la exposición al estrés prolongada se considera un riesgo psicosocial que dará lugar a resultados negativos sobre la salud en la mayoría de las personas (29).

2.6. Instrumentos para evaluar el estrés.

Actualmente existen diferentes metodologías y técnicas para estudiar los factores de riesgo psicosocial, que se pueden clasificar en:

- Métodos generales que evalúan condiciones laborales, incluyendo los factores de riesgo psicosocial: Por ejemplo, LEST, perfil de puestos, ANACT.
- Métodos generales que evalúan factores de riesgo psicosocial: Por ejemplo, Métodos elaborados por el INSHT (Fpsico) o el ISTAS (CoPsoQ).
- Métodos que evalúan factores psicosociales específicos, como el estrés: Por ejemplo, JCQ, WOOCQ, cuestionario de estrés ocupacional para profesionales de la salud.
- Cuestionarios generales de salud: Por ejemplo, Test de salud total de Langer y Amiel, Perfil de salud de Nottingham NHP (30, 31).

A continuación, se describen brevemente tres de los métodos más utilizados para evaluar los factores de riesgo psicosocial:

1) CoPsoQ-ISTAS21: El Cuestionario Psicosocial de Copenhage del Instituto Nacional de Seguridad y Salud Laboral de Dinamarca (AMI) se basa en el modelo de Karasek y evalúa solamente aquellas dimensiones que afectan a la salud y que cuentan con la suficiente evidencia científica. Es un cuestionario individual y anónimo que cuenta con 3 versiones (para investigación y para empresas con diferente número de trabajadores), aplicable a cualquier tipo de trabajo, con valores de referencia poblacionales, con validez y fiabilidad contrastadas e internacional (32).
2) Fpsico: El cuestionario fue creado por el INSHT en 1998 y ha sufrido diferentes revisiones y modificaciones en numerosas ocasiones. Este cuestionario evalúa la percepción de los trabajadores sobre diferentes factores psicosociales. Es una herramienta de evaluación general, aplicable a cualquier empresa, cuyo objetivo es identificar y evaluar los factores de riesgo psicosocial. Consta de 44 preguntas, algunas de ellas múltiples, de forma que el número de ítems total es de 89. Ofrece información sobre 9 factores; tiempo de trabajo, autonomía, carga de trabajo, demandas psicológicas, variedad / contenido, participación / supervisión, interés por el trabajador / compensación, desempeño de rol y relaciones y apoyo social (33, 34).
3) Cuestionario sobre el contenido de trabajo (Job Content Questionnaire, JCQ): Basado en el modelo demanda-control de Karasek - Theorell, evalúa la aparición de estrés como resultado de la interacción entre las demandas psicológicas del trabajo, el control sobre el mismo y el apoyo que reciben los trabajadores (35).

3. Objetivos

De acuerdo con lo expuesto en la introducción, el objetivo principal del presente estudio es evaluar los factores de riesgo psicosocial asociados al estrés en tres farmacias e intervenir de forma adecuada según los resultados obtenidos. Para la consecución de este objetivo general, se plantean los siguientes objetivos específicos:

- Identificar los riesgos psicosociales asociados al estrés que tienen los trabajadores mediante el cuestionario sobre el contenido de trabajo de Karasek y Theorell (JCQ).
- Proporcionar medidas de prevención y gestión del estrés laboral para minimizar el impacto sobre los trabajadores.
- Planificar la actividad preventiva en función de las medidas propuestas.

4. Material y métodos

4.1. Modelo demanda – control – apoyo social.

Del modelo demanda-control de Karasek – Theorell deriva el cuestionario sobre el contenido de trabajo o *job content questionnaire* (JCQ), que constituye el instrumento para medir las características psicosociales de los trabajos y está compuesto por diferentes escalas: (a) toma de decisiones, (b) demandas psicológicas, (c) apoyo social, (d) demandas físicas e (d) inseguridad laboral. Este modelo predice el riesgo laboral relacionado con el estrés a través de un cuestionario de 49 preguntas. Todas las escalas se pueden utilizar para evaluar la motivación del personal, la satisfacción laboral o la exposición de los trabajadores a diferentes entornos laborales con el objetivo de predecir el desarrollo de enfermedades relacionadas con el trabajo, como angustia psicológica, trastornos musculoesqueléticos o problemas cardiovasculares (36).

Las bases teóricas de las diferentes escalas son las siguientes:

I. Escalas 1 y 2: Toma de decisiones y demandas psicológicas: La principal hipótesis del modelo demanda-control es que la mayoría de las reacciones adversas de tipo psicosocial ocurren cuando las demandas psicológicas son altas y la libertad de decisión de los trabajadores es baja. Otras hipótesis relacionan lo que se considera "estrés positivo" con una conducta activa en condiciones de altas demandas y gran libertad de decisión, que conduce a una mayor motivación, a nuevas conductas de aprendizaje y al desarrollo de patrones de afrontamiento. Se predice lo contrario cuando hay bajas demandas y poco margen de decisión, ya que un entorno laboral desmotivador dificulta el aprendizaje y puede provocar una pérdida gradual de habilidades adquiridas previamente (37, 38).

II. Escala 3: Apoyo social: El modelo demanda-control fue ampliado por Johnson con la adición de una tercera dimensión: el apoyo social. La hipótesis que maneja es que los trabajos con altas demandas, bajo control y poco apoyo social en el trabajo suponen más riesgo de enfermedad. El cuestionario distingue entre dos tipos de apoyo según su origen, por parte de los compañeros de trabajo o de los supervisores y, en cada tipo, evalúa el impacto del apoyo socioemocional e instrumental. La hostilidad interpersonal también se incluye como una medida de déficit de apoyo social. Así, cualquier teoría sobre el estrés laboral requiere evaluar las relaciones sociales en el lugar de trabajo (39).

III. Escala 4: Demandas físicas: Las demandas de la actividad laboral no son solo mentales, sino también físicas. De hecho, el concepto más tradicional de cargas de trabajo implica cargas físicas. Además, gran parte de la literatura científica muestra que los efectos fisiológicos del estrés dependen de cargas mentales y físicas. De esta forma, el cuestionario incluye cuestiones sobre esfuerzo físico y cargas físicas estáticas y dinámicas, relacionadas directamente con el desarrollo de trastornos musculoesqueléticos (40).

IV. Escala 5: Inseguridad laboral: La carga psicológica laboral implica el desarrollo de las tareas y la adaptación al mercado laboral. El cuestionario tiene en cuenta la inseguridad laboral de forma general y las habilidades particulares de cada puesto de trabajo (41).

Tal y como describe la NTP 604, el cuestionario JCQ puede ser útil en distintos momentos de la actividad preventiva, como pueden ser identificar factores de riesgo, estudiar indicadores de salud, establecer prioridades de actuación, diseñar y aplicar planes de intervención o seguimiento y evaluación de la eficacia de estos. Este cuestionario es un instrumento objetivo que evalúa el riesgo psicosocial, con fiabilidad y validez confirmadas en diversos estudios. Cuenta con varias versiones e incluye una serie de ítems, agrupados en las escalas mencionadas en los párrafos anteriores, para medir cada una de las dimensiones principales del modelo. A modo de ejemplo, en la tabla 1, se incluye una versión adaptada y aplicada a algunos estudios de nuestro país (42).

Tabla 1. JCQ, versión 1.5.

Exigencias o demandas psicológicas	• Tengo que trabajar muy deprisa en mi trabajo. • Mi puesto requiere mucho trabajo o no se me exige demasiado. • Consigo terminar mi trabajo en el tiempo que tengo. • Me suelen pedir que realice tareas incompatibles. • Tengo que concentrarme durante mucho rato en las tareas que realizo. • Trabajo frecuentemente a contrarreloj. • Me interrumpen a menudo mi trabajo y tengo que retomarlo más tarde. • Mi trabajo se suele retrasar porque tengo que esperar al de otras personas o departamentos.
	Posibilidad de desarrollo de habilidades: • Tengo que aprender cosas nuevas en mi trabajo. • Realizo muchas tareas repetitivas en mi puesto.

Control	• Mi trabajo requiere que sea creativo. • Debo tener un alto nivel de capacitación. • En mi trabajo realizo numerosas tareas diferentes. • En mi puesto realizo lo que mejor sé hacer. Autonomía sobre el contenido del trabajo: • En mi trabajo puedo tomar muchas decisiones por mi cuenta. • No cuento con mucho margen de libertad para tomar decisiones respecto a cómo realizar mi trabajo. • Tengo mucha influencia sobre lo que sucede en mi trabajo. Control vertical: participación: • Tengo influencia significativa sobre las decisiones que me afectan. • Las decisiones se toman entre todos. • Se tienen en cuenta mis ideas.
Apoyo social	De los compañeros: • Son competentes. • Son hostiles o conflictivos conmigo. • Se interesan por mí de forma personal. • Son agradables. • Juntos sacamos el trabajo adelante. • Fomentan que trabajemos en equipo. De los superiores: • Mi jefe se preocupa por el bienestar de sus empleados. • Presta atención a mis comentarios y sugerencias. • Es hostil o conflictivo conmigo. • Ayuda a que saque adelante el trabajo. • Logra que su equipo trabaje unido.

Por otra parte, el artículo 15 de la Ley de Prevención de Riesgos Laborales, sobre los principios de la acción preventiva, plantea preferentemente acciones de prevención primaria, entendiendo esta como aquellas medidas cuyo objetivo es eliminar los factores de riesgo ambientales y reducir la probabilidad de que ocurran enfermedades y afecciones. En el tema que nos ocupa, se refiere a modificar los estresores de la empresa y del entorno de trabajo, sin centrarse exclusivamente en modificar las respuestas individuales a dichos estresores (prevención secundaria) o en minimizar las tensiones que se generan en los trabajadores y en la empresa (prevención terciaria). También este artículo considera la adaptación del trabajo a la persona, con el objetivo de evitar el trabajo monótono y repetitivo, así como de reducir los efectos de este en la salud.

En base a la información anterior, se mencionan en la tabla 2 algunas pautas de actuación que pueden servir como ejemplo para intervenir en las 3 dimensiones que contempla el modelo.

Tabla 2. Ejemplos de pautas actuación sobre las 3 dimensiones del modelo (43).

Intervención sobre las demandas	• Distribuir de forma clara las tareas y las competencias. • Establecer prioridades en las tareas. • Considerar las capacidades y recursos de cada persona ante la carga de trabajo. • Organizar las tareas contando con trabajo imprevisto. • Sustituir adecuadamente las faltas o bajas del personal. • Establecer pausas para recuperarse adecuadamente tras realizar tareas muy exigentes. • Disponer del tiempo suficiente para realizar bien el trabajo. • Permitir, dentro de lo posible, que el trabajador tome decisiones sobre el ritmo, cantidad de trabajo y pausas.
Intervención sobre el control	• Permitir, dentro de lo posible, que el trabajador tome decisiones sobre su trabajo y la prioridad de las tareas. • Evitar el trabajo con un control muy estricto. • Facilitar tareas con sentido y significativas para el trabajador. • Conceder oportunidades de aprender y poner en práctica habilidades nuevas. • Capacitar adecuadamente a los trabajadores para que asuman responsabilidades y realicen diferentes tareas. • Proporcionar formación continua que permita más desarrollo profesional. • Permitir la rotación en aquellos puestos o tareas con peores condiciones psicosociales. • Dotar con los medios materiales adecuados al personal.

Intervención sobre el apoyo social	• Potenciar la comunicación a todos los niveles y el trabajo en equipo. • Realizar reuniones de trabajo en las que se permita reflexionar, compartir dudas o poner en común experiencias. • Fijar objetivos de trabajo para favorecer la colaboración de los compañeros y que cuenten, en la medida de lo posible, con mecanismos de recompensa o reconocimiento del trabajo. • Retroalimentar al personal sobre su desempeño. • Escuchar y tener en cuenta las decisiones de los trabajadores sobre las tareas que realizan. • Valorar de forma explícita el trabajo en equipo. • Evitar conductas competitivas entre los compañeros.

4.2. Normativa y evaluación sobre riesgos psicosociales.

La Ley 31/1995, de 8 de noviembre, de Prevención de Riesgos Laborales (LPRL), en el artículo 4, establece como condición de trabajo cualquier característica que pueda influir de forma significativa en la generación de riesgos para la seguridad y la salud del trabajador, incluyendo aquellas características del trabajo relativas a su organización y ordenación. Además, el capítulo III, de derechos y obligaciones, es directamente aplicable al ámbito de los riesgos psicosociales (44).

Asimismo, el Real Decreto 39/1997, de 17 de enero, por el que se aprueba el Reglamento de los Servicios de Prevención, en el capítulo II, de evaluación de riesgos, menciona conceptos generales también de utilidad en el estudio psicosocial. Además, se tratan otros conceptos más específicos como el control periódico de las condiciones, organización, métodos de trabajo y estado de salud de los trabajadores en el artículo 3, o la evaluación de los puestos de trabajo que se vean afectados por cambios en las condiciones de trabajo en el artículo 4 (45).

En la Resolución de 7 marzo de 2005, de la Dirección General de Trabajo, por la que se dispone la inscripción en el registro y publicación del Acuerdo Interconfederal para la negociación colectiva 2005, se publica el *Acuerdo Marco Europeo sobre el Estrés Laboral,* cuyo objetivo es aumentar la sensibilización y la comprensión de empresarios y trabajadores sobre el estrés laboral, así como proporcionar un marco a los mismos para identificar, prevenir o manejar los problemas del estrés relacionados con el trabajo (46).

Otros documentos de interés psicosocial se recogen, de forma resumida, en el siguiente listado:

- Real Decreto Legislativo 2/2015, de 23 de octubre, por el que se aprueba el texto refundido de la Ley del Estatuto de los Trabajadores: El artículo 36, de trabajo nocturno, a turnos y ritmo de trabajo, trata la organización y la adaptación del trabajo a la persona según las exigencias en materia de seguridad y salud de los trabajadores (47).
- Criterio Técnico 104/2021, sobre actuaciones de la inspección de trabajo y seguridad social en riesgos psicosociales: Procedimiento que valora la calidad de las evaluaciones y las medidas de gestión de los riesgos psicosociales y, en particular, el estrés laboral (48).
- Guía de Actuación Inspectora en factores psicosociales: Guía para la evaluación psicosocial que aborda los indicadores de riesgo y métodos generales de evaluación de riesgos vinculados a estrés, carga mental, mobbing o trabajo nocturno y a turnos (49).
- PSI-COVID: actuación preventiva frente a los riesgos psicosociales derivados de la crisis de la COVID-19 en el ámbito sanitario: Guía de buenas prácticas para orientar sobre las acciones preventivas encaminadas a proteger la salud psicosocial de los trabajadores sanitarios a lo largo de las diferentes etapas de la pandemia (50).

Por último, cabe destacar, de entre todas las guías de buenas prácticas, las NTP 450 y 702, de evaluación de los factores psicosociales, ya que explican el procedimiento a seguir en una evaluación psicosocial, desde el diagnóstico de la situación de trabajo hasta la intervención global o diferenciada. Estas servirán de guía para realizar, de forma más sencilla, el complejo proceso que supone una evaluación de los factores psicosociales.

Durante todo el proceso destacan la importancia de la participación de todos los implicados, tanto empleadores como trabajadores, para afianzar la viabilidad y validez del proceso. Son los propios trabajadores quienes mejor saben dónde, cómo y qué cosas hay que evaluar, puesto que son ellos mismos quienes sienten día a día la fatiga y las tensiones de su puesto de trabajo. También ellos van a poder describir, en detalle, las distintas fases de las operaciones que realizan y las condiciones desfavorables en su desarrollo, así como aquellos aspectos que convendría modificar (51).

Así, en base a estas guías, se recogen en la tabla 3 las diferentes etapas del proceso y las fases que implican cada una de ellas.

Tabla 3. Etapas y fases de la evaluación psicosocial según las NTP 450 y 702. Elaboración propia.

Etapa	Fases
Análisis de los factores de riesgo psicosocial (dimensión cognitiva)	1. Identificación de los factores de riesgo. 2. Elección de la metodología y técnicas de investigación a aplicar. 3. Planificación y realización de trabajo de campo.
Evaluación de los factores de riesgo (dimensión evaluativa)	4. Análisis de los resultados y elaboración de informe.
Gestión de los riesgos	5. Elaboración y puesta en marcha de un programa de intervención. 6. Seguimiento y control de las medidas adoptadas.

4.3. Presentación de las empresas y participantes.

4.3.1. Características generales de las empresas.

En el estudio han participado tres oficinas de farmacia, cuyos nombres no se mencionan por motivos de confidencialidad, situadas en Cartagena, ciudad de la Región de Murcia. Todas son de adquisición más o menos reciente, y han continuado la labor de los titulares anteriores que les han traspasado la farmacia, es decir, no son de nueva apertura; la más antigua (A) se adquirió en 2009 y las otras dos se adquirieron en 2018 (B) y 2019 (C).

Según la Ley 16/1997, de 25 de abril, de regulación de servicios de las oficinas de farmacia, estos establecimientos pueden funcionar por encima de un horario mínimo oficial y, para ello, deben comunicarlo previamente a la Comunidad Autónoma y mantener con continuidad dicho régimen, en los términos en que la autoridad sanitaria determine (52). En Murcia, es la Ley 3/1997, de 28 de mayo, de Ordenación Farmacéutica, la que especifica los horarios ordinarios de atención al público, los horarios ampliados y los servicios de urgencias (53). Según esta normativa, encontramos dos tipos de horario ampliado en las tres farmacias:

- Modulo I: 40 horas semanales, de lunes a viernes de 9:00 a 20:00 y sábados en jornada de mañana, de 10:00 a 13:30. Farmacias B y C.
- Modulo II: De lunes a sábado, de 9:00 a 22:00. Farmacia A.

Respecto al organigrama, las tres farmacias coinciden a la hora de su representación gráfica:

Figura 3. Organigrama oficial de las tres farmacias. Elaboración propia.

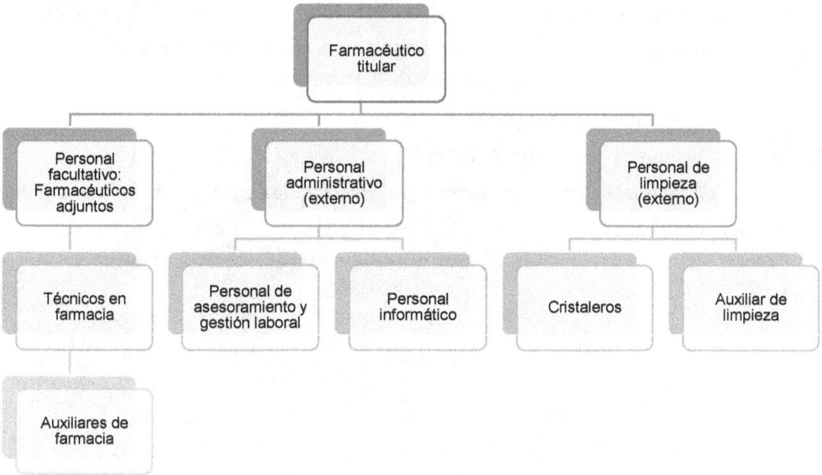

Tal y como establece la Ley anterior, los tres locales están emplazados a una distancia mayor de 250 metros con otras farmacias y guardan una distancia de, al menos, 200 metros con cualquier centro sanitario. Las tres pertenecen al área de salud II de Cartagena y, según el padrón municipal de habitantes (54), las zonas básicas de salud en las que se sitúan cuentan con la siguiente población:

- Cartagena / San Antón: 18.881 habitantes. Farmacias A y C.
- Cartagena / Santa Lucía: 10.482. Farmacia B.

Más concretamente, las zonas farmacéuticas en las que se ubican corresponden al módulo de, como mínimo, 2800 habitantes por farmacia. Es decir, realizan una importante atención a personas y pacientes, con numerosas relaciones sociales e interpersonales.

4.3.2. Participantes.

4.3.2.1. Análisis demográfico.

En el estudio va a participar todo el personal sanitario de las tres empresas, descartando el personal externo, que está constituido por 13 trabajadores:

- Farmacia A: 2 farmacéuticos y 4 técnicos en farmacia.
- Farmacia B: 2 farmacéuticos y 2 auxiliares de farmacia.
- Farmacia C: 1 farmacéutico, 1 técnico en farmacia, 1 auxiliar de farmacia.

Según estos puestos de trabajo, la muestra se distribuye en 5 farmacéuticos (38,45%), 5 técnicos en farmacia (38,45%) y 3 auxiliares de farmacia (23,10%),

Otras características demográficas que identifican la muestra son: i) por género la muestra está conformada por 2 hombres (15,40%) y 11 mujeres (84,60%); ii) por edad, según lo establecido por la OIT, la muestra se divide en tres intervalos:

- Menores de 30 años: 3 (23,10%).
- Entre 30 y 40 años: 5 (38,45%).
- Mayores de 41 años: 5 (38,45%).

A continuación, se representan gráficamente las características demográficas de la muestra:

Figura 4. Distribución de la muestra por puesto de trabajo.

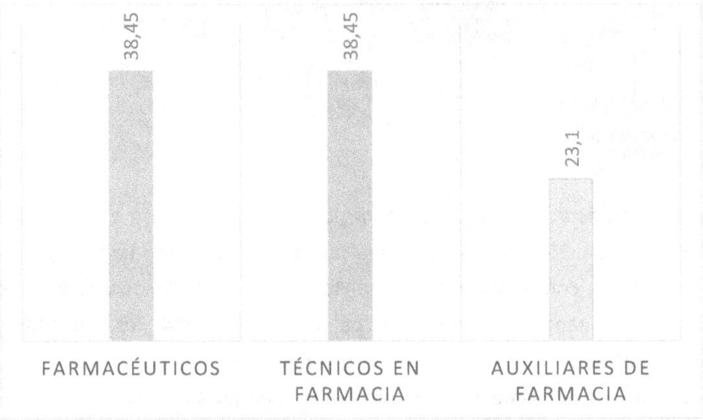

Figura 5. Distribución de la muestra por género.

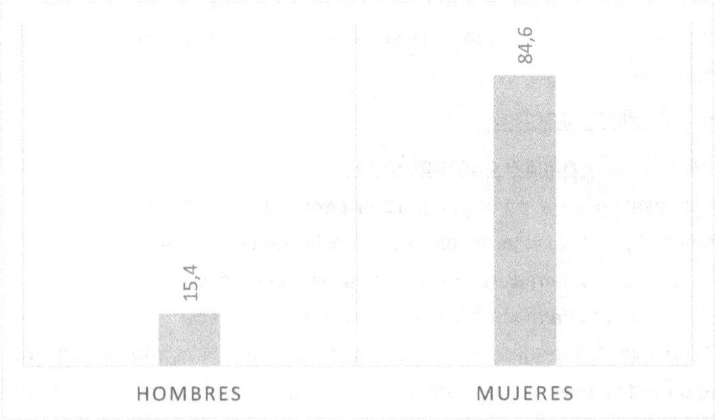

Figura 6. Distribución de la muestra por edad.

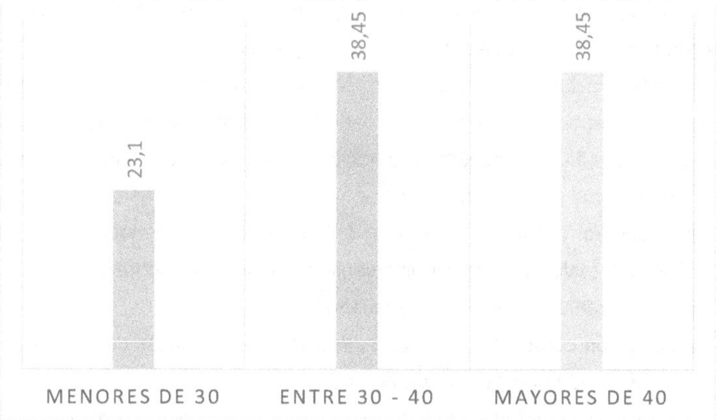

Por último, clasificamos a los participantes por edad y por puesto de trabajo:

Tabla 4. Clasificación de los trabajadores según edad y puesto de trabajo.

Edad	Farmacéuticos	Técnicos en farmacia	Auxiliares de farmacia
Menores de 30	2	0	1
Entre 30 – 40	2	3	0
Mayores de 40	1	2	2

4.3.2.2. Descripción de los puestos de trabajo.

La Ley 16/1997, de 25 de abril, de regulación de servicios de las Oficinas de Farmacia, establece que las oficinas de farmacia son establecimientos sanitarios privados de interés público, sujetos a la planificación sanitaria que establezcan las Comunidades Autónomas, en las que el personal sanitario deberá prestar los siguientes servicios básicos a la población:

- La adquisición, custodia, conservación y dispensación de los medicamentos y productos sanitarios.
- La vigilancia, control y custodia de las recetas médicas dispensadas.
- La garantía de la atención farmacéutica, en su zona farmacéutica, a los núcleos de población en los que no existan oficinas de farmacia.
- La elaboración de fórmulas magistrales y preparados oficinales, en los casos y según los procedimientos y controles establecidos.
- La información y el seguimiento de los tratamientos farmacológicos a los pacientes.

- La colaboración en el control del uso individualizado de los medicamentos, a fin de detectar las reacciones adversas que puedan producirse y notificarlas a los organismos responsables de la farmacovigilancia.
- La colaboración en los programas que promuevan las administraciones sanitarias sobre garantía de calidad de la asistencia farmacéutica y de la atención sanitaria en general, promoción y protección de la salud, prevención de la enfermedad y educación sanitaria.
- La colaboración con la Administración sanitaria en la formación e información dirigidas al resto de profesionales sanitarios y usuarios sobre el uso racional de los medicamentos y productos sanitarios.
- La actuación coordinada con las estructuras asistenciales de los Servicios de Salud de las Comunidades Autónomas.
- La colaboración en la docencia para la obtención del título de Licenciado en Farmacia, de acuerdo con lo previsto en las Directivas Comunitarias, y en la normativa estatal y de las Universidades por las que se establecen los correspondientes planes de estudio en cada una de ellas.

La Ley 29/2006 de 27 de julio, de Garantías y Uso Racional de los Medicamentos y Productos Sanitarios, en el capítulo IV, también define a las oficinas de farmacia como establecimientos sanitarios privados de interés público. Además, reconoce la labor del farmacéutico como agente de salud al incluir la función exclusiva de Atención Farmacéutica (55).

Según el puesto de trabajo, se realizan otras funciones más específicas que se detallan a continuación, de mayor a menor responsabilidad:

I. Farmacéuticos adjuntos:
   - Dispensación activa de medicamentos sujetos a prescripción médica.
   - Indicación farmacéutica ante patologías leves.
   - Realización de seguimiento farmacoterapéutico (SFT).
   - Facturación de recetas al Sistema Nacional de Salud y custodia de aquellas prescripciones obligatorias.
   - Determinación de parámetros bioquímicos (glucosa, hemoglobina glicada y perfil lipídico).
   - Elaboración de sistemas personalizados de dosificación (SPD) a pacientes polimedicados.
   - Asesoramiento nutricional.
   - Participación en campañas de prevención de enfermedades (por ejemplo, PcaColon para la prevención del cáncer de colon y recto).
   - Organización de diferentes campañas de salud.

- Gestión de pedidos a laboratorios.
- Control de stock, de caducidades y de retiradas de medicamentos.
- Implantación de servicios profesionales farmacéuticos (SPF) como deshabituación tabáquica o revisión de la medicación).
- Supervisión de las tareas realizadas por el personal técnico y auxiliar.
- Funciones excepcionales en tiempos de COVID, como dispensación domiciliaria y seguimiento telemático para personas vulnerables a padecer la enfermedad y pacientes diagnosticados con COVID-19.

II. Técnicos en Farmacia:
- En general, realizan las tareas generales descritas anteriormente salvo aquellas específicas del personal facultativo (como validación y firma de recetas o control de estupefacientes) y, siempre, supervisados por el farmacéutico.
- Realización de ventas de productos de parafarmacia.
- Colocación y ordenación de medicamentos y productos sanitarios en cajoneras y almacén.

III. Auxiliares de farmacia:
- Atención a clientes y pacientes, bajo supervisión del farmacéutico.
- Colocación y ordenación de medicamentos y productos sanitarios en cajoneras y almacén.
- Mantenimiento de las zonas de trabajo en perfectas condiciones.
- Realizar inventarios de medicamentos y productos de parafarmacia.

4.3.3. Funcionamiento y limitaciones en tiempos de COVID.

Según la Sociedad Española de Farmacia Clínica, Familiar y Comunitaria (SEFAC), en su documento COVID-19: Problemas y soluciones en farmacia comunitaria y atención primaria, durante la pandemia se ha modificado la situación de los sanitarios. Respecto a las farmacias y, solo a principios de abril, se cerraron 57 establecimientos, cerca de 300 profesionales farmacéuticos habían sido ingresados o puestos en cuarentena y 8 farmacéuticos fallecían a causa de la infección.

Por otra parte, durante la pandemia han surgido una serie de incidencias que ha afectado al funcionamiento normal de las farmacias y, en último lugar, al cumplimiento terapéutico de los pacientes que estas atienden:

- Desabastecimiento de medicamentos no sustituibles.
- Prescripciones no activas en el momento de la dispensación, por superar el margen de 10 días desde la prescripción.
- Prescripción de formas galénicas no adecuadas.

- Insuficientes números de dosis prescritas.
- Potencial uso de medicamentos innecesarios por exceso de dosis prescritas.
- Ausencia o deficiencia de recetas oficiales que validen las prescripciones.

Todas estas limitaciones, sumadas al cierre de más de 700 centros de atención primaria y más de 500 consultorios locales que han dificultado el contacto de los pacientes con los médicos de atención primaria (MAP), han hecho que las oficinas de farmacia se saturen intentando dar solución a estos problemas, constituyendo los locales sanitarios más cercanos y accesibles sin cita previa (56).

Por ello, los profesionales farmacéuticos han solicitado las siguientes medidas excepcionales para asegurar la prestación farmacéutica durante la pandemia:

- Incluir a las farmacias en los protocolos de emergencias de la atención primaria, para evitar el colapso de los centros de salud.
- Favorecer la continuidad de los tratamientos y evitar desplazamientos innecesarios de los pacientes a los centros de salud, permitiendo a los farmacéuticos dispensar, durante el tiempo necesario, aquellos medicamentos prescritos, para así asegurar la adherencia a los tratamientos.
- Prevenir el desabastecimiento de medicamentos, con ayuda del Centro de Información y Suministro de Medicamentos, disponible para todas las administraciones y profesionales sanitarios, que permite conocer la disponibilidad de los medicamentos en tiempo real.
- Evitar la propagación del COVID-19, por ejemplo, elaborando soluciones hidroalcohólicas o realizando test de anticuerpos en las farmacias (57).

De todas ellas, la que se ha puesto en marcha principalmente ha sido la dispensación y atención farmacéutica domiciliaria excepcional de pacientes vulnerables. El procedimiento queda recogido en la Ley 2/2021 de medidas urgentes de prevención, contención y coordinación para hacer frente a la crisis sanitaria por el COVID-19, en su disposición adicional quinta, permitiendo a los farmacéuticos, como responsables de la dispensación de medicamentos a los ciudadanos, entregar los tratamientos a domicilio, velar por que se cumplen las pautas establecidas por los médicos y realizar seguimiento de los tratamientos farmacológicos. El servicio no se puede publicitar ni ofertar por ningún medio y los requisitos para su prestación son:

- El servicio debe ser solicitado por aquellas personas que vivan solas, sin posibilidad de apoyo por otras personas de su entorno y que no puedan salir de su domicilio por diferentes situaciones: problemas de movilidad, cuarentena domiciliaria por COVID-19 o pertenecer a grupos de mayor riesgo de infección por COVID-19 (pacientes con enfermedades respiratorias, cardiovasculares, diabetes, cáncer o inmunodeprimidos).

- La farmacia debe registrar las circunstancias que motivan la solicitud, preparar e identificar el pedido, entregarlo provisto de todos los equipos de protección individual (EPIs) necesarios y facilitar métodos de pago a distancia.

Así, este servicio se ha sumado a las tareas diarias del personal de las farmacias y, junto a las limitaciones expuestas anteriormente, han hecho que el volumen de trabajo diario sea mucho mayor y aumenten las tensiones a las que estos trabajadores están sometidos (58, 59).

4.4. Procedimiento de evaluación.

4.4.1. Instrumento de evaluación.

El instrumento para obtener los datos es el cuestionario sobre el contenido de trabajo o *job content questionnaire* (JCQ), basado en el modelo de Karasek – Theorell. Se va a utilizar la versión traducida al español en el año 2000 por J. Román en el Instituto Nacional de Salud de los Trabajadores, y adaptada a nuestro estudio, con un total de 25 ítems acerca de las demandas del trabajo, del control y del apoyo social (tabla 4). Se mide en una escala tipo Likert con cuatro respuestas posibles, desde "muy en desacuerdo" a "completamente de acuerdo", con puntuaciones de 1 a 4 respectivamente (60).

Tabla 5. Versión adaptada del cuestionario sobre el contenido de trabajo. Elaboración propia

Preguntas	**Puntuación**			
	1	**2**	**3**	**4**
Control				
1. Mi trabajo requiere que aprenda cosas nuevas				
2. Mi trabajo es muy repetitivo o rutinario				
3. Mi trabajo requiere que sea creativo/a				
4. Mi trabajo me permite tomar decisiones por mi cuenta				
5. Mi trabajo requiere un alto nivel de capacitación / formación				
6. Tengo libertad sobre cómo hacer mi trabajo				
7. En mi trabajo hago muchas cosas diferentes				
Demandas psicológicas				
8. En mi puesto tengo que trabajar muy deprisa				
9. Consigo terminar mi trabajo en el tiempo que tengo				
10. Mi puesto requiere muchas tareas, a veces incompatibles				
11. Tengo que hacer una cantidad excesiva de trabajo				

12. Tengo suficiente tiempo para terminar mi trabajo				
Exigencias del trabajo				
13. Con frecuencia muevo o levanto cargas muy pesadas				
14. Mi trabajo requiere una actividad física rápida y continua				
15. Mi trabajo requiere largos periodos de intensa concentración				
16. Mis tareas son interrumpidas frecuentemente antes de ser terminadas y requieren mi atención posteriormente				
17. Mi trabajo es muy agitado				
Apoyo social				
18. Mi jefe/a se preocupa por el bienestar de sus empleados				
19. Mi jefe/a presta atención a mis opiniones				
20. Las relaciones con mi jefe/a son hostiles o conflictivas				
21. Mi jefe/a colabora en la realización del trabajo				
22. Mi jefe/a favorece el trabajo en equipo				
23. Mis compañeros/as son agradables				
24. Mis compañeros/as favorecen el trabajo en equipo				
25. Mis compañeros/as colaboran en la realización de tareas				

4.4.2. Proceso de evaluación.

El INSHT ha publicado algunas orientaciones para evaluar los factores de riesgo psicosocial y, en base a ellas, el proceso completo es el siguiente:

1. **Identificar los factores de riesgo psicosocial que se van a evaluar**: En esta fase se ha acotado de la forma más precisa el factor que se va a investigar; el estrés laboral, descrito ampliamente en la introducción.
2. **Elegir la metodología y los instrumentos que se van a aplicar**: En base al factor concreto que se va a evaluar se ha elegido la metodología, válida, de calidad, fiable y con posibilidad real de desarrollo. Esta se ha explicado en detalle en los apartados anteriores.
3. **Planificar y realizar el trabajo de campo**: En esta fase es importante prever los aspectos más prácticos del proceso (como el momento y tiempo para realizar la encuesta), así como informar a todas las personas implicadas del procedimiento y de los objetivos que se persiguen. De esta forma, para realizar el cuestionario se tendrán en cuenta las siguientes pautas:
   - Se realizará durante la jornada laboral, garantizando que la prestación farmacéutica queda asegurada.
   - Se dará la bienvenida a los participantes, dirigiéndose a ellos positivamente y destacando el anonimato y la confidencialidad de los cuestionarios.

- Se eliminarán las fuentes de distracción, como alarmas o móviles.
- Se leerán las instrucciones pausada y claramente, para que se ajusten estrictamente a las mismas.
- No se desatenderá durante la sesión a las personas evaluadas.

Los objetivos de esta etapa son obtener información válida y fiable, a partir de la participación de todos los trabajadores.

4. **Analizar los resultados y elaborar un informe**: En esta fase se examinan los resultados obtenidos para encontrar las causas reales del problema, para así poder valorar los riesgos correctamente.
5. **Proponer medidas preventivas y programar la intervención:** La LPRL establece, en el artículo 16, apartado 2, párrafo b, que "*si los resultados de la evaluación pusieran de manifiesto situaciones de riesgo, el empresario realizará aquellas actividades preventivas necesarias para eliminar o reducir y controlar tales riesgos.*" De esta forma, se se planificarán las medidas de intervención relacionadas con los resultados de la evaluación psicosocial, incluso si los resultados fuesen positivos. En este caso, se buscaría mantener y potenciar los resultados, así como evitar que se vuelvan negativos con el paso del tiempo.
6. **Seguimiento y control de las medidas adoptadas:** También en al artículo 16, apartado 2, párrafo b, de la LPRL establece que "*el empresario deberá asegurarse de la efectiva ejecución de las actividades preventivas incluidas en la planificación, efectuando para ello un seguimiento continuo de la misma.*" Esta fase es interesante para valorar si las intervenciones son efectivas y con ellas se alcanza el objetivo deseado o, por el contrario, si se requiere desarrollar nuevas medidas preventivas. Otros aspectos que se controlan son el cumplimiento de los plazos, la aceptación o no de las medidas y los problemas en su implantación.

5. Análisis de resultados

5.1. Escala de control

A continuación, se presentan los resultados para las cuestiones relativas a la escala de control. Se puede observar que la mayoría de los trabajadores realizan diferentes tareas, repetitivas, y con un control intermedio sobre la realización del trabajo, lo que puede suponer un nivel de exposición psicosocial desfavorable para la salud.

Tabla 6. Resultados escala de control.

Escala control	Muy en desacuerdo	En desacuerdo	De acuerdo	Completamente de acuerdo
1. Mi trabajo requiere que aprenda cosas nuevas	0	0	0	13
2. Mi trabajo es muy repetitivo o rutinario	0	1	10	2
3. Mi trabajo requiere que sea creativo/a	0	0	5	8
4. Mi trabajo me permite tomar decisiones por mi cuenta	0	5	6	2
5. Mi trabajo requiere un elevado nivel de formación / capacitación	0	0	2	11
6. Tengo libertad sobre cómo hacer mi trabajo	0	4	6	3
7. En mi trabajo hago muchas cosas diferentes	0	2	7	4

En el siguiente gráfico se observa que toda la muestra necesita aprender cosas nuevas para realizar su trabajo, ya que los profesionales farmacéuticos deben de tener actualizados sus conocimientos en materia relativa a salud, especialmente en medicamentos, enfermedades y otras cuestiones de salud pública. Se puede decir que el 100% de los trabajadores encuestados considera importante actualizarse para desarrollar sus funciones de forma adecuada.

Gráfico 1. Resultados en porcentaje cuestión 1.

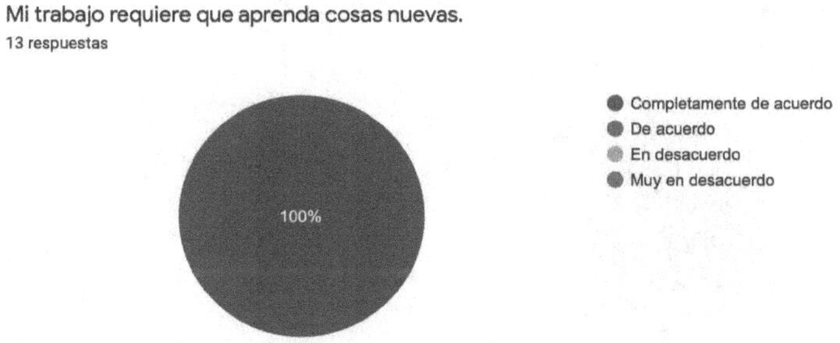

En el siguiente gráfico se puede observar que la mayoría de los trabajadores consideran que el trabajo que realizan es repetitivo o rutinario, estando el 15,4% completamente de acuerdo y el 76,9% de acuerdo, ya que la mayoría del trabajo en una farmacia se centra en realizar dispensación de medicamentos y atender las consultas de los pacientes sobre patologías leves. Solo un bajo porcentaje, el 7,7% está en desacuerdo con esta cuestión, manifestando que en su puesto realizan tareas diversas. Se puede afirmar que la mayoría de los trabajadores encuestados considera su trabajo como rutinario.

Gráfico 2. Resultados en porcentaje cuestión 2.

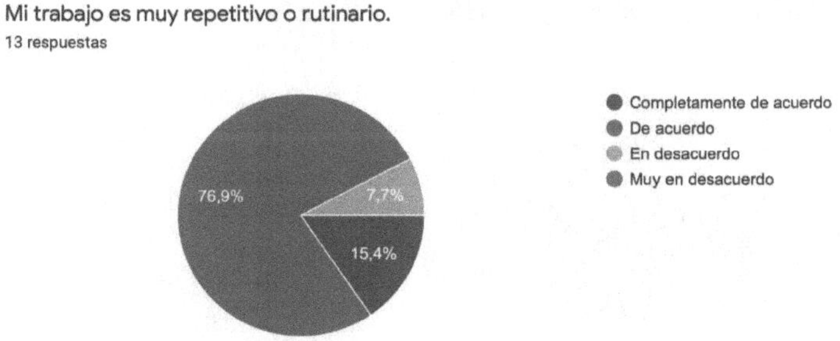

En el siguiente gráfico se observa que el 61,5% y el 38,5% de los trabajadores está completamente de acuerdo y de acuerdo, respectivamente, con el enunciado, ya que el puesto que desempeñan requiere que sean muy creativos para poder cumplir los objetivos propuestos, tanto a la hora de realizar labores de escaparatismo, como tareas de marketing y de diseño de campañas sanitarias. En definitiva, todos los trabajadores consideran la creatividad como un pilar fundamental en el desarrollo de su trabajo.

Gráfico 3. Resultados en porcentaje cuestión 3.

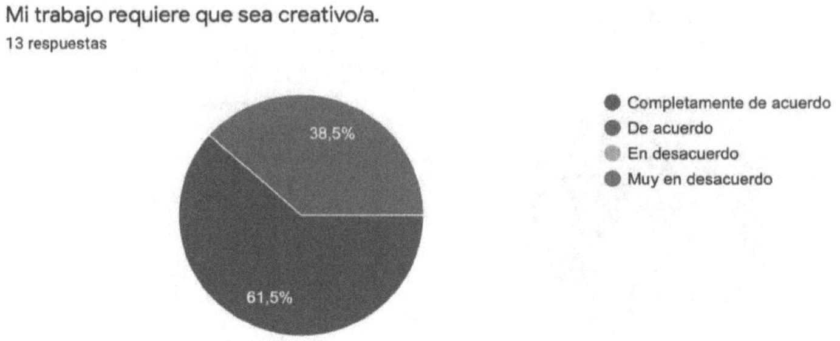

En el siguiente gráfico se puede observar que el 15,4% y el 46,2% de los trabajadores encuestados están completamente de acuerdo y de acuerdo, respectivamente, en relación con la oportunidad de tomar decisiones por su cuenta, debido generalmente a que la actividad fundamental de dispensación e indicación farmacéutica les permite ser libres de tomar sus propias decisiones. Por el contrario, un 38,5% manifiesta que no pueden tomar decisiones de forma autónoma en su trabajo, especialmente cuando realizan otras tareas. Es decir, este porcentaje siente que la mayoría de las decisiones son tomadas por sus jefas.

Gráfico 4. Resultados en porcentaje cuestión 4.

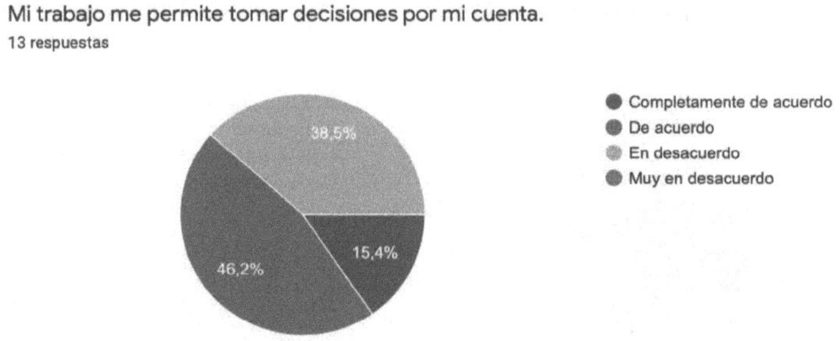

En el siguiente gráfico se observa que todos los trabajadores encuestados están de acuerdo, en mayor o menor medida, en que su trabajo requiere un alto nivel de preparación para desempeñar correctamente sus funciones. Esto es comprensible ya que el desarrollo de medicamentos, productos nutracéuticos o cosméticos se encuentra en continua evolución, y se debe estar completamente actualizado para poder realizar un adecuado servicio de salud a los pacientes, así como para ofrecer una correcta información personalizada sobre los tratamientos de la población.

Gráfico 5. Resultados en porcentaje cuestión 5.

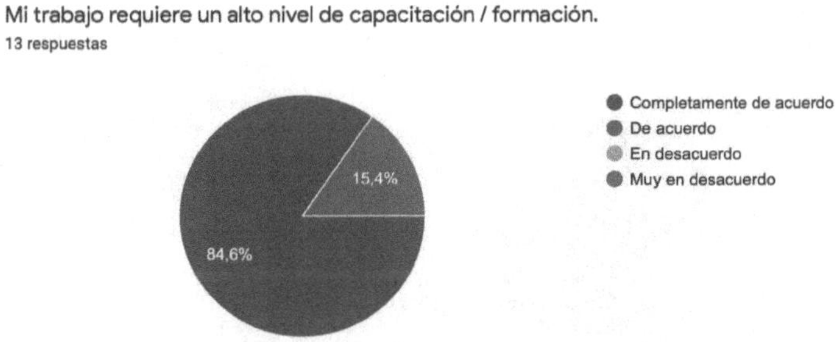

En el siguiente gráfico se puede observar que el 23,1% y el 46,2% de los encuestados manifiestan que están completamente de acuerdo y de acuerdo, respectivamente, respecto a realizar su trabajo con libertad, mientras que el 30,8% está en desacuerdo. Al igual que ocurre con la toma de decisiones, cuando se realizan otras tareas distintas a la dispensación e indicación farmacéutica, es cuando existe menor libertad para realizar las tareas y una mayor supervisión por parte de la empresa.

Gráfico 6. Resultados en porcentaje cuestión 6.

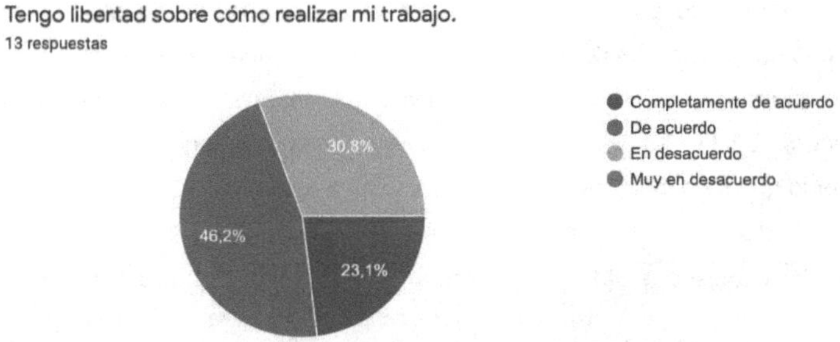

En el siguiente gráfico se observa que el 30,8% y el 53,8% de los encuestados está completamente de acuerdo y de acuerdo, respectivamente, en la realización de muchas tareas diferentes en su trabajo. Esto es así debido a que, durante la pandemia, al ser de los pocos establecimientos que han prestado servicio, en las farmacias se han tenido que solucionar muchas incidencias, soportar una mayor carga de trabajo y realizar tareas nuevas, como la dispensación excepcional a domicilio. Solo un 15,4% está en desacuerdo con la premisa, pudiendo coincidir con aquellos puestos de trabajo que tienen menos responsabilidades.

Gráfico 7. Resultados en porcentaje cuestión 7.

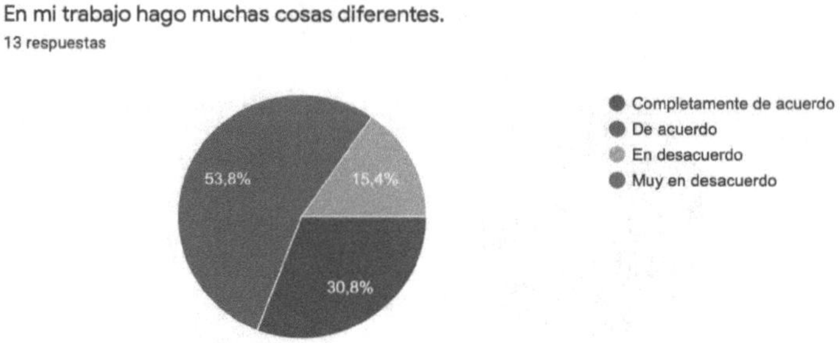

En conclusión, se debe trabajar para mejorar el desarrollo de las habilidades de los trabajadores y la autonomía que el trabajo permita, para poder realizar aquellas tareas que mejor sabe hacer cada trabajador, así como aumentar el control sobre el ritmo de trabajo.

5.2. Escala de demandas y exigencias del trabajo

A continuación, se presentan los resultados para las cuestiones relativas a la escala de demandas psicológicas y exigencias del puesto de trabajo. Se puede observar que, al menos, una parte de los trabajadores considera que en su puesto hay gran cantidad de trabajo, presión de tiempo e interrupciones continuas, además de requerir un alto grado de atención. Como se ha explicado anteriormente, si las demandas son altas y el control es bajo, los trabajadores pueden sufrir consecuencias psicosociales negativas, por lo que se considera necesario intervenir a este nivel.

Tabla 7. Resultados escala de demandas y exigencias del trabajo.

Escala demandas y exigencias del trabajo	Muy en desacuerdo	En desacuerdo	De acuerdo	Completamente de acuerdo
8. En mi puesto tengo que trabajar muy deprisa	1	4	5	3
9. Consigo terminar mi trabajo en el tiempo que tengo	4	0	4	5
10. Mi puesto requiere muchas tareas, a veces incompatibles	2	7	2	2
11. Tengo que hacer una cantidad excesiva de trabajo	2	6	3	2
12. Tengo suficiente tiempo para terminar mi trabajo	3	2	4	4

13. Con frecuencia muevo o levanto cargas muy pesadas	1	8	3	1
14. Mi trabajo requiere una actividad física rápida y continua	0	6	6	1
15. Mi trabajo requiere largos periodos de intensa concentración	0	2	7	4
16. Mis tareas se interrumpen con frecuencia y tengo que retomarlas después	0	1	6	6
17. Mi trabajo es muy agitado	0	2	9	2

En el siguiente gráfico se puede observar que un 23,1% y un 38,5% de los encuestados está completamente de acuerdo y de acuerdo, respectivamente, en que su trabajo exige ir muy deprisa, acorde con el número de personas que tiene que atender una farmacia en una jornada normal y, especialmente, durante la pandemia. Un 30,8% y un 7,7% está en desacuerdo y muy en desacuerdo, respectivamente con este enunciado, que puede relacionarse con la ubicación y número de población de alguna de las farmacias.

Gráfico 8. Resultados en porcentaje cuestión 8.

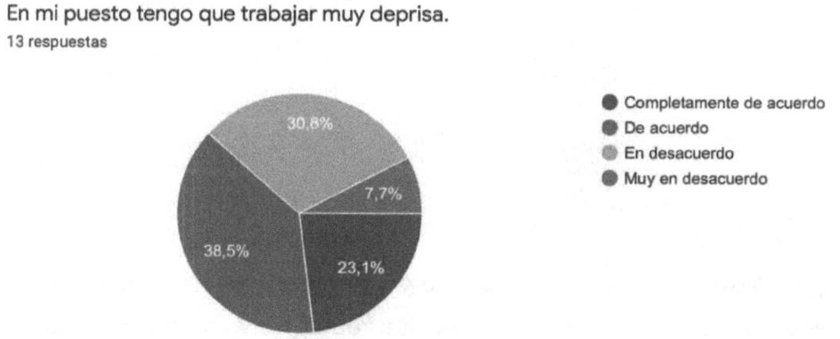

En el siguiente gráfico se observa que la mayoría de los trabajadores, un 38,5% y un 30,8% está completamente de acuerdo y de acuerdo respectivamente, manifiesta que no tienen tiempo suficiente para desarrollar sus funciones. En cambio, un 30,8% está muy en desacuerdo, pudiendo coincidir con los cargos que realicen tareas más sencillas y cuenten con menos responsabilidades.

Gráfico 9. Resultados en porcentaje cuestión 9.

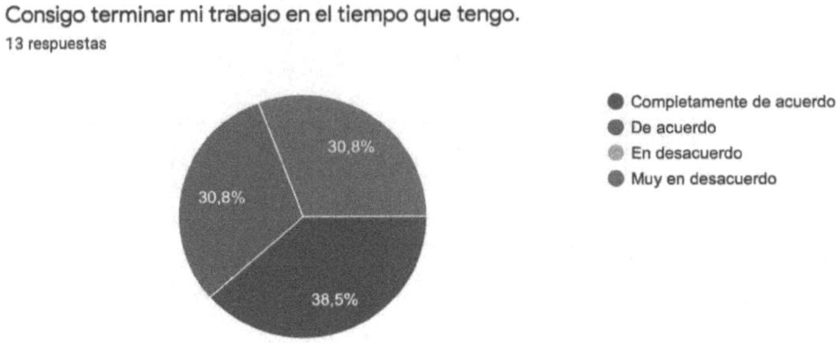

En el siguiente gráfico se puede observar que más de la mitad de los encuestados, un 15,4% y un 53,8%, están muy en desacuerdo y en desacuerdo, respectivamente, con la realización de muchas tareas, por lo que no hay incompatibilidad entre aquellas que realizan. En cambio, el 15,4% y el 15,4% están completamente de acuerdo y de acuerdo, ya que durante la crisis sanitaria se han tenido que implantar nuevas tareas a realizar durante la misma jornada de trabajo.

Gráfico 10. Resultados en porcentaje cuestión 10.

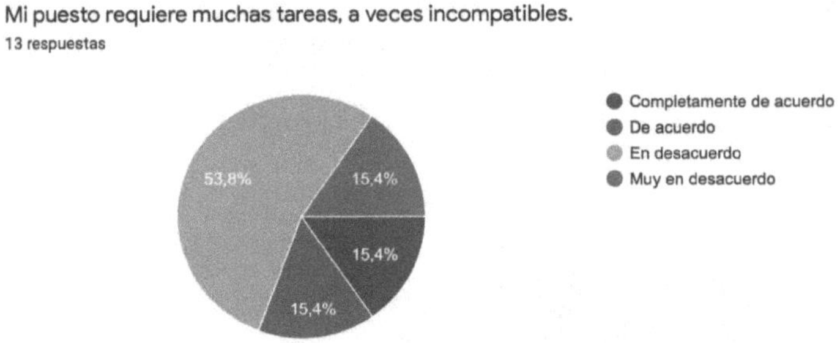

En el siguiente gráfico se observa que el 15,4% y el 46,2% está muy en desacuerdo y en desacuerdo, respectivamente, con tener que realizar una cantidad excesiva de trabajo, reflejando de esta manera un volumen de trabajo moderado. El 15,4% y el 23,1% está completamente de acuerdo y de acuerdo, respectivamente, sintiéndose saturados por la cantidad de trabajo. Este enunciado puede variar en función de las actividades que haya asumido cada farmacia durante la pandemia y si las continúan todavía actualmente.

Gráfico 11. Resultados en porcentaje cuestión 11.

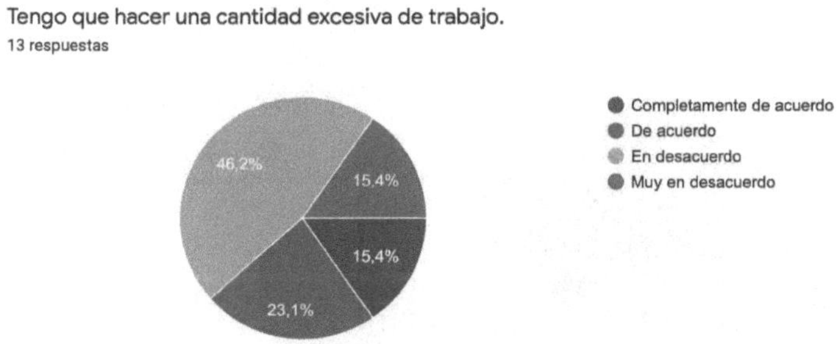

En el siguiente gráfico se puede observar que la mayoría de los encuestados, el 61,6%, considera disponer de tiempo suficiente para finalizar su trabajo durante la jornada y cumplir con sus responsabilidades. Por el contrario, el 23,1% y el 15,4% está muy en desacuerdo y en desacuerdo, respectivamente, considerando que el tiempo del que disponen no es suficiente para el volumen de trabajo diario.

Gráfico 12. Resultados en porcentaje cuestión 12.

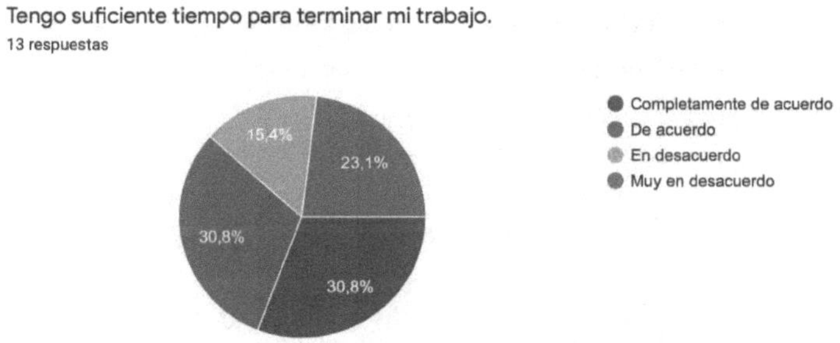

En el siguiente gráfico se observa que la mayoría de los trabajadores no considera que durante su jornada laboral muevan o levanten cargas muy pesadas con frecuencia. En cambio, un bajo porcentaje opina lo contrario, pudiendo referirse al personal que realiza tareas de gestión de almacén, colocando todos los pedidos que llegan a la farmacia en las estanterías y cargando con cajas grandes como las de pañales de incontinencia urinaria.

Gráfico 13. Resultados en porcentaje cuestión 13.

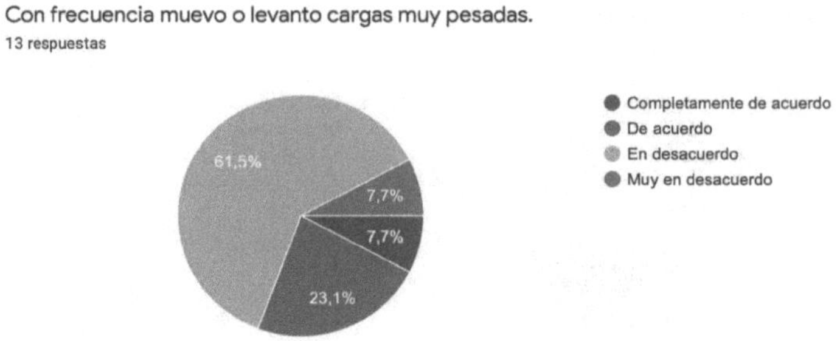

En el siguiente gráfico se puede observar que el 7,7% y el 46,2% está completamente de acuerdo y de acuerdo, respectivamente, en la realización de una actividad física rápida y continua. Se puede entender por la alta afluencia que reciben las farmacias, especialmente durante la pandemia, que ha resultado en disponer de pocos minutos para atender a cada persona. Esta cuestión la considero importante, ya que el miedo, la preocupación y el desconocimiento de la gente han hecho que los pacientes visiten la farmacia más a menudo para resolver todas sus incidencias con la medicación, síntomas asociados a la infección por coronavirus o, simplemente, para desahogarse, por lo que el trabajo ha tenido que realizarse más rápido para atender a más gente. Un 46,2% está en desacuerdo, que puede asociarse a ubicaciones con menos afluencia.

Gráfico 14. Resultados en porcentaje cuestión 14.

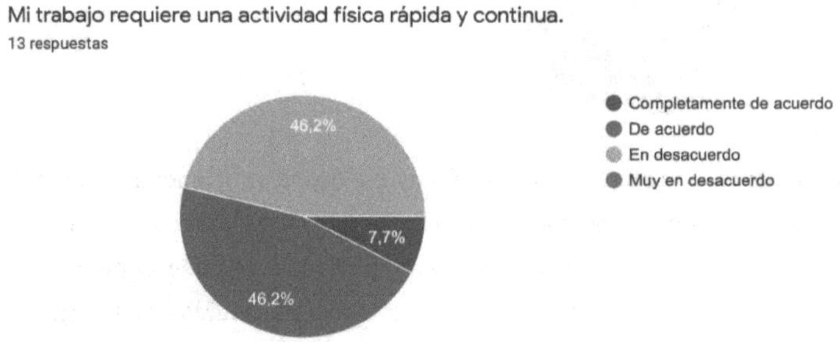

En el siguiente gráfico se observa que la mayoría de los encuestados, el 84,6%, considera que su trabajo requiere una alta concentración para realizar sus tareas, ya que realizan tareas sanitarias de gran importancia y no pueden cometer errores a la hora de dispensar un medicamento, dar información relativa a los tratamientos o elaborar un SPD, por ejemplo. El 15,4% restante está en desacuerdo, y puede asociarse con puestos de trabajo en los que se realizan tareas de menor complejidad.

Gráfico 15. Resultados en porcentaje cuestión 15.

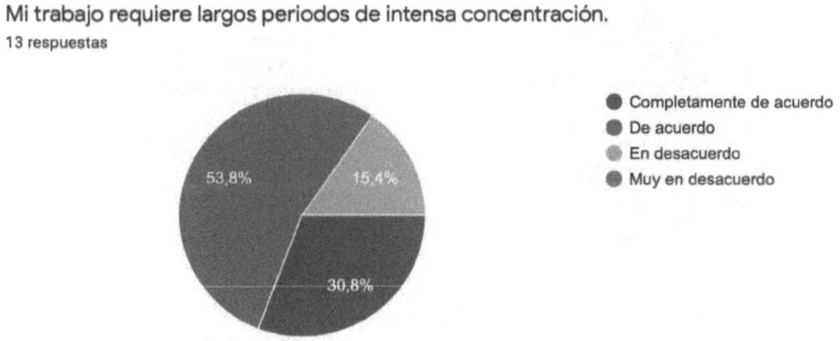

En el siguiente gráfico se puede observar que la mayor parte de los trabajadores encuestados, el 92,4%, considera que sus tareas son interrumpidas a menudo antes de acabarlas y que deben finalizarlas más tarde. Esto se debe a que en una farmacia suele haber prioridades y hay otras menos importantes que se pueden paralizar y resolverlas después, lo que supone que a veces se queden sin concluir al finalizar la jornada. Solo un 7,7% está en desacuerdo con este enunciado, y puede referirse a aquellos puestos que realicen menos tareas y que estas sean más sencillas y menos prioritarias.

Gráfico 16. Resultados en porcentaje cuestión 16.

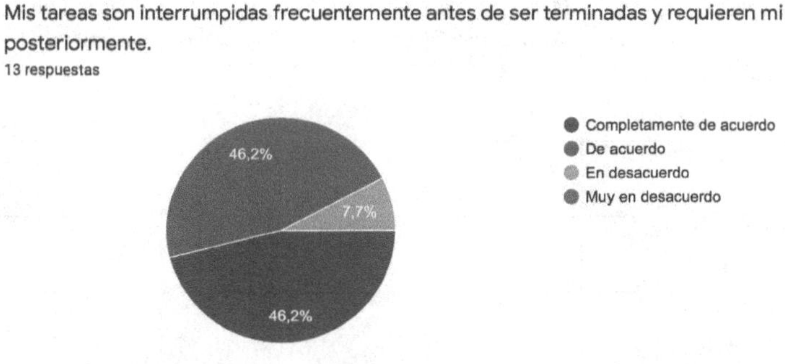

En el siguiente gráfico se observa que un elevado porcentaje de los encuestados, el 84,6%, considera su trabajo muy agitado, volviendo a hacer referencia a la gran afluencia de personas que reciben la farmacia, incrementada durante la pandemia. Un 15,4% está en desacuerdo, y se puede asociar de nuevo a aquellos puestos de trabajo que tienen menos responsabilidades y realizan tareas menos complejas.

Gráfico 17. Resultados en porcentaje cuestión 17.

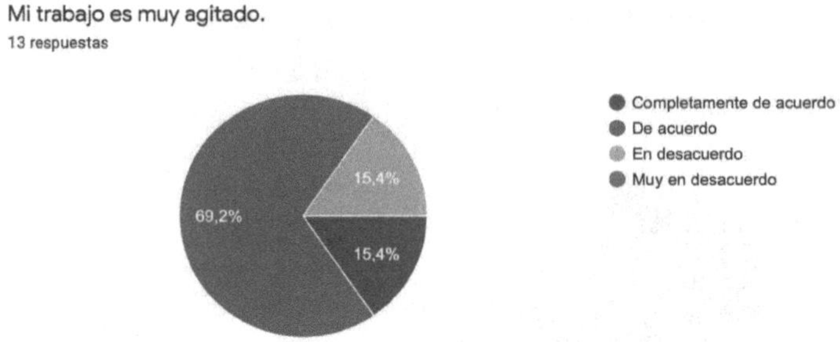

En definitiva, se aprecia una tendencia a sentir sobrecarga en el trabajo, lo que puede afectar al rendimiento de los trabajadores y, finalmente, suponer un importante factor de riesgo psicosocial.

5.3. Escala de apoyo social

A continuación, se presentan los resultados para las cuestiones relativas a la escala de apoyo social. Se puede observar que todos los trabajadores cuentan con el apoyo de sus compañeros, mientras que las relaciones con sus jefas no son, en todos los casos, las más favorables.

Tabla 8. Resultados escala de apoyo social.

Escala apoyo social	Muy en desacuerdo	En desacuerdo	De acuerdo	Completamente de acuerdo
18. Mi jefe/a se preocupa por el bienestar de sus empleados	0	1	6	6
19. Mi jefe/a presta atención a mis opiniones	0	0	5	8
20. Las relaciones con mi jefe/ son hostiles o conflictivas	7	4	2	0
21. Mi jefe/a colabora en la realización del trabajo	3	1	4	5
22. Mi jefe/a favorece el trabajo en equipo.	0	1	3	9
23. Mis compañeros/as son agradables	0	0	1	12
24. Mis compañeros/as favorecen el trabajo en equipo	0	0	3	10

25. Mis compañeros/as colaboran en la realización de tareas	0	0	3	10

En el siguiente gráfico se puede observar que la mayoría de los trabajadores, el 92,4%, considera que sus jefas se preocupan por su bienestar, lo que repercute en un mejor rendimiento. Solo un 7,7% está en desacuerdo y considera no tener apoyo de su jefa cuando lo necesitan, pudiendo tener consecuencias en su estado de ánimo.

Gráfico 18. Resultados en porcentaje cuestión 18.

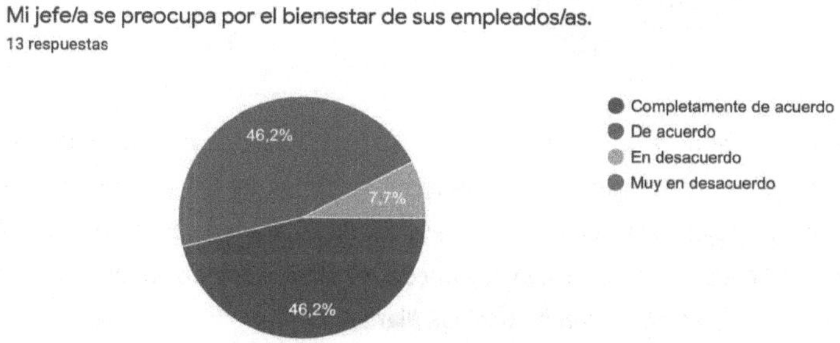

En el siguiente gráfico se observa que todos los trabajadores sienten que sus jefas prestan atención a lo que dicen, lo que conlleva un mejor desarrollo del trabajo. A pesar de prestar atención a las opiniones, es interesante valorar si realmente se tienen en cuenta y cómo son las relaciones entre ambas partes.

Gráfico 19. Resultados en porcentaje cuestión 19.

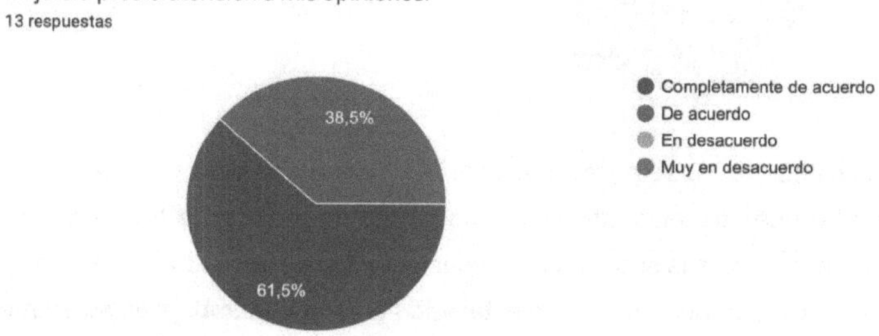

En el siguiente gráfico se puede observar que la mayoría de los encuestados, el 84,6%, no perciben una actitud hostil o conflictiva por parte de sus jefas, manteniendo buenas relaciones laborales y personales. Sin embargo, un 15,4% está de acuerdo con el enunciado, resultando en relaciones conflictivas e incomodas con sus jefas que pueden influir negativamente en el desarrollo de la jornada laboral.

Gráfico 20. Resultados en porcentaje cuestión 20.

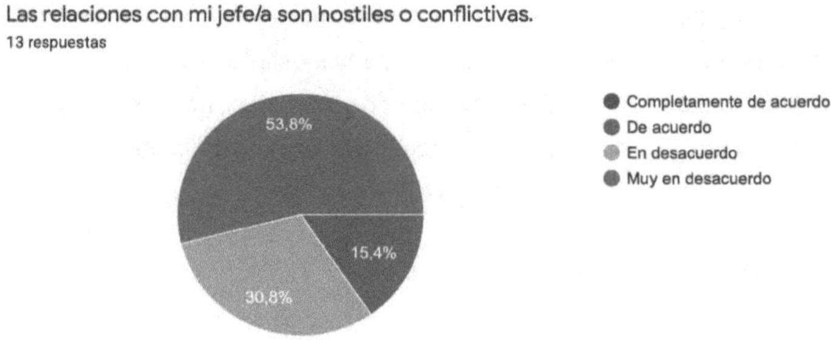

En el siguiente gráfico se observa que un alto porcentaje de los trabajadores, el 69,3%, sienten que su jefe colabora en la realización de las tareas y participan en el cumplimiento de los objetivos fijados. Por el contrario, un 30,8% considera que sus jefas no intervienen en la realización del trabajo, y puede referirse a que no tienen horario fijo en la jornada ni participen en las tareas básicas diarias.

Gráfico 21. Resultados en porcentaje cuestión 21.

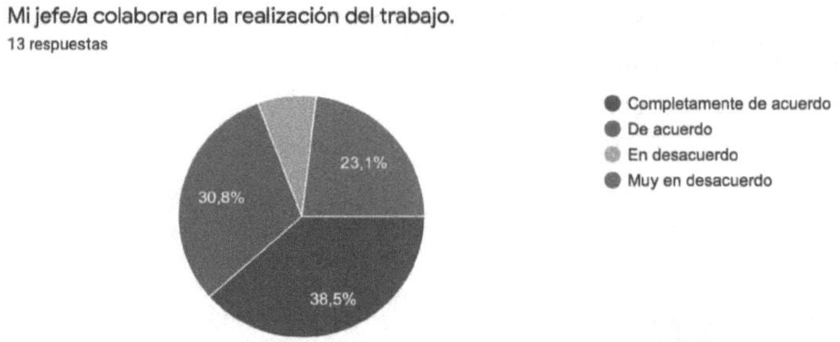

En el siguiente gráfico se puede observar que la mayoría de los encuestados, el 92,3%, considera que sus jefas intervienen para que los empleados trabajen unidos. Solo un 7,7% piensa que sus superiores no consiguen hacer trabajar a sus empleados unidos, pudiendo percibir que no valoran el talento humano que trabaja en su empresa y que solo se preocupan por sus propios intereses. Se considera muy importante la predisposición de las empresas para conseguir que sus empleados trabajen en equipo.

Gráfico 22. Resultados en porcentaje cuestión 22.

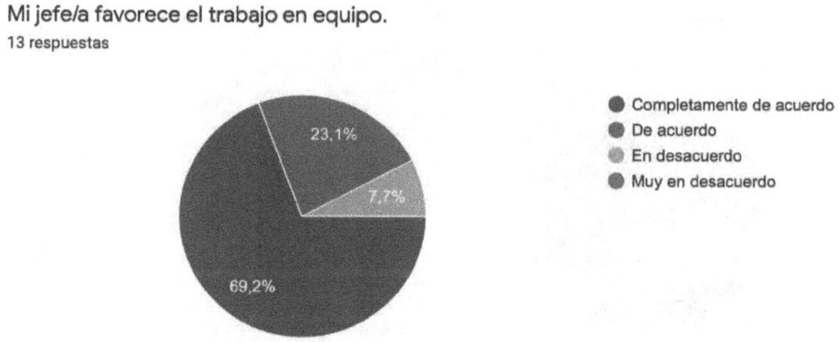

Respecto al apoyo social por parte de los compañeros, evaluado en las tres últimas cuestiones, se observa que todos los trabajadores consideran a sus compañeros agradables, que favorecen el trabajo en equipo y que colaboran en la realización de las tareas. Es decir, los compañeros favorecen un ambiente de trabajo cooperativo y positivo, lo que supone un nivel de exposición favorable para la salud.

Gráfico 23. Resultados en porcentaje cuestión 23.

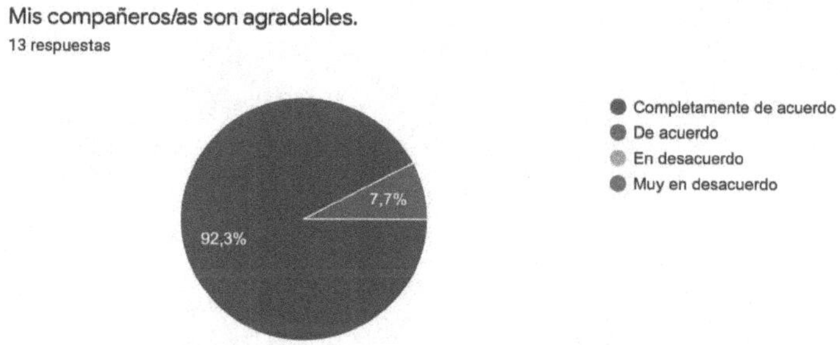

Gráfico 24. Resultados en porcentaje cuestión 24.

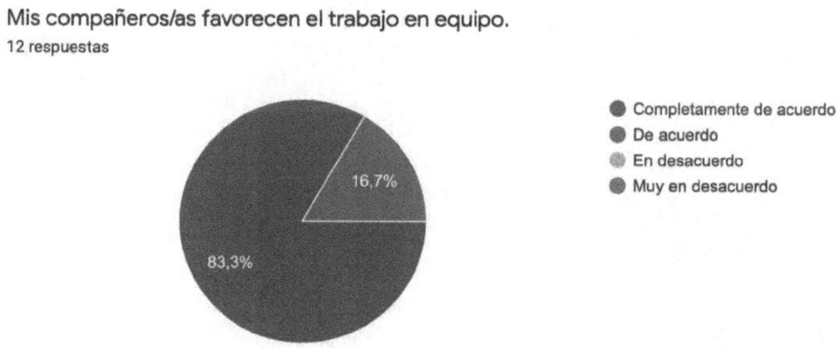

Gráfico 25. Resultados en porcentaje cuestión 25.

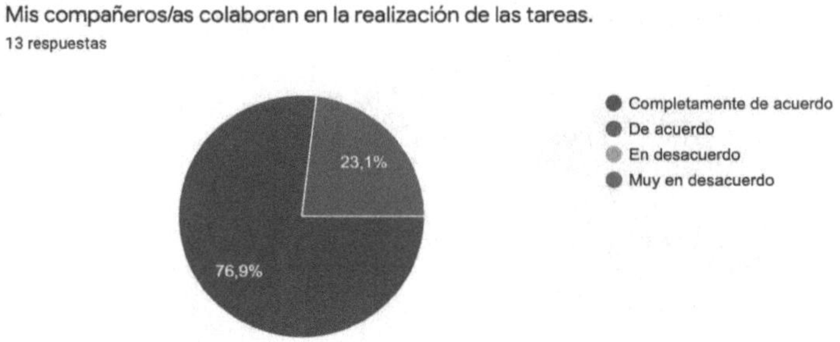

En resumen, se observa que el personal goza de apoyo social por parte de los compañeros de trabajo, mientras que se podría optimizar el apoyo, la comunicación y la relación con los superiores, ya que se ha descrito anteriormente que un alto apoyo social puede disminuir o moderar el riesgo de alta tensión en el trabajo.

6. Actuación preventiva

6.1. Medidas preventivas generales

A continuación, se proponen una serie de medidas preventivas de carácter general, utilizando como base el manual de "*Buenas prácticas de intervención psicosocial en centros sanitarios*" elaborado por el INSHT para trabajadores en tiempos de COVID-19. Esta guía establece que, para lograr una adecuada gestión preventiva de riesgos psicosociales, se deben establecer vínculos sólidos entre las empresas y los trabajadores, de forma que el "interés por los empleados" puede potenciar el compromiso del personal con las empresas. Así, y tal como establece el artículo 18 de la LPRL, el primer paso es informar directamente a los trabajadores de las medidas de protección y prevención que se van a aplicar. Esta primera medida, además, va a destacar la participación de los trabajadores y les ayudará a aumentar la percepción acerca de su implicación en los proyectos de la empresa.

Tabla 9. Medidas preventivas generales.

	Acciones de carácter general
Medidas propuestas	1. Transmitir a los trabajadores el compromiso de la empresa con la salud psicosocial de la plantilla: • Se recomienda realizar una reunión donde se transmitirá, de forma clara, el interés de la empresa por la salud mental de los trabajadores y por mejorar el seguimiento emocional de todo el personal. 2. Potenciar el reconocimiento de los trabajadores: • Durante la sesión, se hará entrega de una carta de gratitud a cada trabajador y se presentará el programa de reconocimiento a su trabajo, durante el cual se van a instalar buzones en los mostradores de atención al público para que los usuarios puedan introducir sus agradecimientos al personal. 3. Compartir los resultados de la evaluación realizada: • En la misma sesión se dará información oral sobre los resultados de la evaluación y se facilitará, por escrito, un resumen con las medidas preventivas programadas.

Estas medidas preventivas son necesarias dado que la fase más aguda de la crisis sanitaria ya ha pasado, por lo que resulta conveniente que el personal sanitario vuelva a la normalidad de sus puestos de trabajo progresivamente y aplicando las medidas oportunas que requieran, en función de la evolución de la pandemia.

6.2. Medidas preventivas específicas

A continuación, se proponen medidas preventivas específicas, en función de los resultados obtenidos en la evaluación realizada. Estas acciones tienen como objetivo combatir el estrés como riesgo psicosocial, asociado a las condiciones de trabajo que no se han podido evitar ni manejar correctamente durante la pandemia. Además, se recomienda mantenerlas, aunque finalice la crisis sanitaria, ya que pueden ser de utilidad en múltiples contextos.

Tabla 10. Medidas preventivas específicas.

	Acciones relacionadas con el control
Medidas propuestas	1. Definir un plan de formación continua y especializada sobre el COVID-19 (preguntas 1, 5): • Se van a seleccionar y planificar los cursos necesarios que aborden la etiopatogenia, modo de transmisión, síntomas asociados a la infección, prevención de la transmisión, tratamientos, test de detección, vacunación e inmunología frente al virus. 2. Implementar un sistema de enriquecimiento de tareas para estimular a los trabajadores, en base a la NTP 444 (preguntas 2, 4, 6): • Para favorecer que los trabajadores realicen una actividad completa, aumenten su responsabilidad e independencia para planificar el trabajo, se establecerá con cada uno de ellos, según sus necesidades y capacidades, aquellas decisiones relativas a la organización de su trabajo que ellos mismos puedan controlar. También se les asignarán nuevas tareas que les motiven y ciertas responsabilidades. Con este mayor autocontrol, se sentirán más identificados y comprometidos con las tareas realizadas.

	3. Reestructurar las diferentes tareas para que los trabajadores comprendan fácilmente los diversos flujos de trabajo (pregunta 7): • Se realizará un análisis para identificar todas las tareas que se realizan y se agruparán por módulos, de forma que se relacione cada proceso con las diferentes tareas que conlleva. Así, durante el desarrollo de cada proceso, se procurará llevar a cabo todas las tareas relacionadas. Las diferentes tareas se asignarán en función de las capacidades de cada trabajador.
Medidas propuestas	Acciones relacionadas con las demandas psicológicas y exigencias del trabajo
	4. Organización temporal de cada puesto de trabajo (preguntas 9, 10, 11, 12 y 16): • Se evaluará la carga de trabajo de cada empleado, para establecer y adaptar el tiempo que requiere cada tarea. Se establecerá la prioridad de cada tarea y se realizará un calendario de trabajo durante la jornada. En cada turno habrá un trabajador que realice una tarea más prioritaria que las demás, el cual no interrumpirá su realización hasta que no finalice el intervalo horario establecido. Además, cada trabajador 5. Valorar la obtención de nuevos recursos que aligeren ciertas tareas (pregunta 8): • Se valorará la compra e implantación de aquellos recursos que permitan optimizar el tiempo de trabajo, por ejemplo, máquinas emblistadoras automáticas o semiautomáticas para elaborar SPDs, máquinas contadoras de monedas o robots de medicamentos. 6. Analizar la carga de trabajo de cada puesto (pregunta 15): • Se comprobará que las exigencias de cada puesto de trabajo se adecuan a las capacidades, nivel formativo y recursos de cada trabajador. En caso necesario, se redefinirán claramente los roles y funciones de cada puesto de trabajo.

Medidas propuestas	7. Establecer y respetar los descansos de los trabajadores (pregunta 17): • Según el Convenio Colectivo para oficina de farmacia, en el caso de realizar jornadas superiores a seis horas, se debe realizar un descanso de 20 minutos, que se considerarán tiempo de trabajo efectivo. Se fijará, en la organización de la jornada, el periodo en el que deben realizar el descanso. Se aconseja que lo realicen fuera del sitio de trabajo para que les permita desconectar. 8. Establecer objetivos realistas (preguntas 7, 9, 10, 11, 14 y 17): • Se marcarán objetivos realistas adaptados a la jornada laboral, al ritmo de trabajo y a la organización temporal de cada puesto, ya que contar con un inadecuado número de tareas para la jornada, puede contribuir a la generación de estrés.
	Acciones relacionadas con el apoyo social
	9. Fijar reuniones periódicas donde se promueva la participación de los trabajadores (preguntas 18 y 19): • Se establecerán reuniones periódicas, de carácter quincenal o mensual, en las que el personal pueda compartir vivencias y aprendizajes sobre cuestiones concretas. Esto permitirá detectar fortalezas y debilidades del equipo y favorecerá la implicación de todo el personal en la gestión de los riesgos psicosociales. Es importante que todo el personal sepa, de forma explícita, que su opinión cuenta. 10. Crear una cultura de comunicación eficaz (preguntas 19 y 20): • Se establecerán canales de comunicación descendente y ascendente, para generar una cultura de comunicación que favorezca la colaboración de todo el personal, por ejemplo, un canal directo mediante atención presencial o un canal indirecto mediante correo electrónico o WhatsApp. La

	comunicación descendiente es útil para contar a los trabajadores lo que la empresa está haciendo y sus necesidades; la comunicación ascendente supone un importante feed-back que ayuda a valorar la gestión general de la empresa. • Se recordarán, de forma quincenal, los objetivos logrados, no solo aquellas tareas que quedan por cumplir. 11. Fomentar el trabajo en equipo (pregunta 22): • Se fomentarán las buenas relaciones entre todos los miembros del equipo, evitando la competencia y gestionando adecuadamente los conflictos. Por ejemplo, estableciendo objetivos grupales.

6.3. Otras medidas preventivas

Por último, se proponen otras medidas que pueden ser útiles para prevenir posibles situaciones de estrés asociado al contenido de trabajo, así como para dotar de recursos y estrategias que permitan hacer frente a situaciones potencialmente estresantes.

Tabla 11. Otras medidas preventivas.

	Otras acciones
Medidas propuestas	1. Programar formación e información específica sobre problemas asociados al estrés laboral: • Se programarán cursos que ayuden a identificar aquellos problemas emocionales ocasionados por diferentes situaciones laborales, especialmente aquellos derivados del estrés laboral. • Programar charlas sobre riesgos psicosociales que doten de conocimientos suficientes a los trabajadores para que puedan identificarlos y combatirlos de forma eficaz. 2. Informar sobre el correcto manejo de la información: • Se facilitará información extraída del decálogo para afrontar adecuadamente el coronavirus, publicado por el Colegio Oficial de Psicólogos de la Región de Murcia, donde aconsejan evitar la sobreinformación, especialmente en aquellos trabajadores más

Medidas propuestas	afectados emocionalmente y, en los que las reacciones que estas noticias pueden generar (estrés, ansiedad, preocupación o miedo) superan los recursos de los que disponen para afrontarlas. 3. Ofrecer seguimiento emocional personalizado: • Se facilitarán los recursos terapéuticos adaptados a la situación personal de aquellos trabajadores que han permanecido activos durante toda la pandemia. • Se identificarán aquellos trabajadores que hayan sufrido alguna perdida familiar a causa del COVID-19 y se les podrá ofrecer ayuda profesional que les ayude a gestionar la situación. 4. Mantener un estilo de vida saludable: - Se facilitará información de los beneficios de realizar ejercicio físico y de llevar una alimentación sana y equilibrada, así como de los perjuicios de malos hábitos de consumo y otras conductas poco saludables (por ejemplo, consumo de alcohol o tabaco, sedentarismo, ingesta excesiva de grasas saturadas o alimentos precocinados) 5. Recibir apoyo social fuera de la empresa: - Se remarcará la importancia de mantener el contacto seguro con las personas queridas, así como de evitar al aislamiento social.

6.4. Planificación preventiva

En este apartado se presenta la planificación de la actividad preventiva, en base al artículo 16 apartado b de la LPRL y a los artículos 8 y 9 del Real Decreto 39/1997, con el objetivo de eliminar o reducir y controlar los riesgos detectados. Se indica, para cada actividad propuesta, el plazo para llevarla a cabo, los recursos humanos y materiales necesarios para su ejecución y si es aceptada o rechazada. No se establece la designación de responsables, ya que ninguna de las farmacias participantes cuenta con ningún cargo intermedio, por lo que en todos los casos la responsabilidad recaerá directamente sobre el empresario. Tampoco se establece la prioridad en función del nivel de riesgo (trivial, tolerable, moderado, importante, intolerable), ya que se está evaluando el estrés como riesgo psicosocial específico.

Tabla 12. Planificación de la actividad preventiva.

Medidas propuestas	Recursos necesarios	Estado	Plazo
Acciones generales: 1. Transmitir a los trabajadores el compromiso de la empresa con la salud psicosocial de la plantilla. 2. Potenciar el reconocimiento de los trabajadores. 3. Compartir los resultados de la evaluación realizada.	1. Modelo de declaración de farmacia comprometida con la salud mental de los trabajadores (ANEXO I). 2. Carta de gratitud elaborada por cada farmacia y buzones con papel y bolígrafos. 3. Informe de la evaluación de riesgos (ANEXO II) y dípticos con un resumen de las medidas preventivas que se van a implantar (ANEXO III).	1. Aceptada. 2. Aceptada. 3. Aceptada.	1. 15 días 2. 15 días. 3. 15 días.
Acciones relacionadas con el control: 1. Definir un plan de formación continua y especializada sobre el COVID-19. 2. Implementar un sistema de enriquecimiento de tareas para estimular a los trabajadores.	1. Programación de los diferentes cursos gratuitos para farmacéuticos, organizados por SEFAC y CGCOF (ANEXO IV). 2. Se citará a cada trabajador para asignar nuevas tareas que les motiven (por ejemplo,	1. Aceptado 2. Aceptado.	1. 1 mes. 2. 2 meses.

	elaboración de SPD o gestión de redes sociales) de las que serán responsables.		
3. Reestructuración de tareas.	3. Se pedirá a cada trabajador que haga un listado de todas las tareas que realizan y el tiempo estimado que tardan en realizarlas, para que agrupen aquellas relacionadas y les den un orden de prioridad. En base a esto, se realizarán protocolos de trabajo que agrupen dichas tareas relacionadas.	3. Aceptada.	3. 1 mes.
Acciones relacionadas con las demandas y exigencias del trabajo: 4. Organización temporal de los puestos de trabajo.	4. Se realizará, en función de la reestructuración de tareas, una programación de las tareas para cada jornada de trabajo y por trabajador. En cada turno, siempre habrá una tarea de mayor prioridad, que prevalecerá sobre las demás y, al trabajador asignado, no se le	4. Aceptada.	4. 2 meses.

	podrá interrumpir durante su realización.		
5. Adquisición de recursos que acorten la realización de ciertas tareas.	5. Se propone la compra de: 5.a. Emblistadora automática de SPD. 5.b. Máquina contadora de monedas. 5.c. Robot de medicamentos.	5.a. Aceptada (farmacia A). 5.b. Aceptada (farmacia A). 5.c. Rechazada (sin presupuesto).	5.a. 3 semanas. 5.b. 1 semana.
6. Analizar la carga de trabajo de cada puesto.	6. Se realizarán entrevistas privadas con cada trabajador, donde se preguntará sobre los recursos disponibles, cursos y formaciones que les gustaría realizar. Así, se podrán definir mejor los roles. Se repetirán anualmente.	6. Aceptada.	6. 2 meses.
7. Establecer periodos de descanso.	7. En la programación de la jornada de trabajo se incluirán los 20 minutos de descanso para aquellos trabajadores que realicen más de seis horas seguidas y se recomienda realizarlo fuera del entorno de trabajo.	7. Aceptada.	7. 5 días (después se tendrán en cuenta para distribuir las tareas en la jornada).

8. Establecer objetivos realistas.	8. Se organizarán las tareas en función del tiempo que tardan en realizarlas, teniendo en cuenta que el ritmo de trabajo en una farmacia es dinámico y depende de la afluencia de gente, por lo que se establecerá tiempo suficiente para su realización, y aquellas tareas menos prioritarias se podrán aplazar si la jornada no permite terminarlas.	8. Aceptada.	8. 2 meses.
Acciones relacionadas con el apoyo social: 9. Fijar reuniones periódicas en las que participen los trabajadores. 10. Crear una cultura de comunicación eficaz.	9. Se programarán reuniones mensuales donde todos los trabajadores podrán compartir cómo se han sentido en el trabajo durante el mes, especialmente cómo han gestionado diferentes situaciones estresantes. 10. Se proponen varias medidas: 10.1. Se creará un grupo de WhatsApp que incluya a todos los trabajadores y a las	9. Aceptado. 10.1. Aceptado.	9. 1 mes. 10.1. 3 días.

	titulares, exclusivamente de carácter profesional, para que todos puedan compartir información.		
	10.2. Cada quince días se pondrá en el tablón de anuncios un resumen de los objetivos alcanzados hasta la fecha.	10.2. Aceptado.	10.2. 15 días.
11. Fomentar el trabajo en equipo.	11. Al finalizar las reuniones mensuales, se fijarán una será de objetivos, que englobarán tareas prioritarias principalmente, con incentivos grupales por su cumplimiento.	11. Aceptado (farmacias A y C).	11. 1 mes.
Otras acciones: 1. Programar formación e información sobre estrés como riesgo psicosocial.	1. Se programarán, de forma trimestral, charlas impartidas por personal técnico en PRL, sobre riesgos psicosociales, especialmente sobre estrés laboral. Además, se facilitará el acceso a dicho personal técnico para que puedan resolver sus dudas en cualquier momento.	1. Aceptado.	1. 1 mes.

2. Informar sobre el correcto manejo de la información. 3. Ofrecer seguimiento emocional personalizado.	2. Se entregará, por escrito, el decálogo para afrontar el coronavirus elaborado por el Colegio de Psicología de la Región de Murcia (ANEXO V). 3. Se programarán tres sesiones virtuales con un psicólogo sanitario, que tratará temas relacionados con la gestión del estrés, estilos de vida saludables y apoyo social fuera del entorno de trabajo.	2. Aceptado. 3. Aceptado (farmacia A).	2. 15 días. 3. 3 meses.

7. Conclusiones

De acuerdo con el análisis de los resultados obtenidos con el cuestionario sobre el contenido de trabajo se pueden determinar las siguientes conclusiones:

En relación con el objetivo general propuestos al inicio del estudio, se considera que existe riesgo de estrés laboral en las farmacias que requiere de intervención preventiva. Así, en respuesta a los objetivos específicos se concluye que:

- Mediante el cuestionario sobre el contenido de trabajo (JCQ) se han identificado factores de riesgo psicosocial asociados al estrés laboral en las farmacias. Estos factores de riesgos proceden principalmente de la crisis sanitaria provocada por el nuevo coronavirus y estos trabajadores se encuentran especialmente expuestos a ellos, ya que los establecimientos donde trabajan han permanecido abiertos durante toda la pandemia, manteniendo sus horarios, pero realizando tareas adicionales y excepcionales.
- Se ha aceptado la implantación de la mayoría de las propuestas preventivas para gestionar el estrés laboral y minimizar el impacto sobre los trabajadores. De las propuestas, se han desarrollado efectivamente en el plazo indicado las siguientes:
    I. Organización de la jornada de trabajo, de tal forma que cada trabajador sepa las tareas que tiene que realizar en cada momento. Para su elaboración han participado los trabajadores, ya que son los que mejor conocen el tiempo aproximado que conlleva cada tarea. Se han establecido también los periodos de descanso de cada trabajador y se ha evitado solapar horarios, de forma que cuando un trabajador esté realizando una tarea, siempre queden 3 trabajadores atendiendo a los usuarios.
    II. Instalación de máquina contadora de monedas para la realización del arqueo de caja. Es una máquina de fácil manejo, que aligera contar las monedas de las cajas antes del cierre y evita fallos humanos durante el arqueo.
    III. Adquisición de emblistadora automática de SPD. Resulta muy útil para la organización de la medicación semanal de los pacientes ya que, frente a los 20 minutos de media que conlleva realizar un SPD manual, la emblistadora permite elaborarlo en una media de 5 minutos. Además, evita la impresión de documentos en papel que hay que rellenar durante la elaboración de cada SPD, ya que consta de

un software de gestión donde se registran todos los datos de cada paciente y de cada medicamento.

IV. Planificación de tres sesiones online con una psicóloga sanitaria. Durante las dos primeras sesiones se ha tratado el tema del estrés y cómo lo ha gestionado cada uno durante la pandemia. De esta forma, todos los trabajadores han tenido la oportunidad de hablar sobre sus herramientas de afrontamiento ante situaciones estresantes. Durante la última sesión, se ha explicado una técnica de relajación general y se ha realizado una sesión práctica guiada.

- Se ha aceptado la planificación preventiva propuesta y convendría, tal y como establece el artículo 16 de la LPRL, que las empresas realizaran un seguimiento de las medidas propuestas para modificar aquellas inadecuadas a los fines requeridos. A este respecto sería interesante conocer el resultado de dicho seguimiento, para poder evaluar si las medidas han conseguido reducir el estrés de los trabajadores o si, por el contrario, se deben proponer otras medidas que ayuden a alcanzar el objetivo final de este trabajo, eliminar o reducir el riesgo tras la evaluación realizada.

ANEXO I

MODELO DE DECLARACIÓN DE FARMACIA COMPROMETIA CON LA SALUD MENTAL DE LOS TRABAJADORES

1. Dña.______________________________________, como titular de la farmacia con el mismo nombre y, consciente de la repercusión que la labor realizada durante la pandemia de COVID-19 puede tener sobre la salud psicosocial de su personal, asume el firme propósito de garantizar una actividad psicosocialmente saludable.

2. Para alcanzar este objetivo se van a cumplir las medidas preventivas propuestas tras la evaluación psicosocial, basadas en las siguientes premisas:
   - El compromiso de la titular con dichas medidas.
   - Garantizar un proceso colaborativo y participativo.

3. Las medidas a implantar tienen los principales objetivos:
   - Fortalecer el compromiso de la empresa con la salud psicosocial de los trabajadores, con acciones de seguimiento, apoyo emocional y otras medidas que se consideren oportunas.
   - Garantizar un trato humano y un reconocimiento sincero por el esfuerzo realizado durante la pandemia.
   - Establecer vías eficaces de comunicación interna y participación.

4. Por todo lo anterior, la empresa se compromete a difundir a todos los empleados esta declaración, así como a evaluar este compromiso para valorar su eficacia y adaptarlo a nuevas situaciones.

Firmado:

La empresa

ANEXO II

INFORME TÉCNICO: EVALUACIÓN DE ESTRÉS LABORAL COMO RIESGO PSICOSOCIAL ASOCIADO A LA PANDEMIA DEL COVID-19

Elaborado por: FRANCISCO BARREIRO GARCÍA

1. INTRODUCCIÓN:

La Ley 31/1995 de Prevención de Riesgos Laborales establece, como obligación de los empresarios, planificar la actividad preventiva a partir de una evaluación de riesgos inicial para garantizar la seguridad y salud de los trabajadores. La evaluación de riesgos permitirá estimar la magnitud de los riesgos que no han podido evitarse, para así adoptar las medidas preventivas necesarias. El COVID-19 es considerado como un factor de riesgo psicosocial, que puede derivar en consecuencias psicológicas para los trabajadores, como estrés laboral. Dado que el personal sanitario ha sufrido este impacto psicológico durante la pandemia, es importante analizar las condiciones y el contenido de trabajo o las relaciones sociales para establecer medidas para prevenir los daños a la salud de los trabajadores. Actualmente existen muchas metodologías de evaluación pero, en todos los casos, se debe contar con la participación de todos los trabajadores.

2. DESCRIPCIÓN DE LAS EMPRESAS:

Se han evaluado tres oficinas de farmacia, situadas en Cartagena, ciudad de la Región de Murcia. Según la Ley 3/1997, de 28 de mayo, de Ordenación Farmacéutica, las tres tienen horario ampliado, entre los modulos I y II. Tal y como establece dicha Ley, los tres locales están emplazados a una distancia mayor de 250 metros con otras farmacias y guardan una distancia de, al menos, 200 metros con cualquier centro sanitario. Las tres pertenecen al área de salud II de Cartagena y, según el padrón municipal de habitantes, las zonas básicas de salud en las que se sitúan cuentan con una población de entre 10.000 y 19.000 habitantes. Más concretamente, las zonas farmacéuticas en las que se ubican corresponden al módulo de, como mínimo, 2800 habitantes por farmacia.

En total han participado 13 trabajadores, 2 hombres y 11 mujeres, con diferentes cargos; 5 farmacéuticos, 5 técnicos en farmacia y 3 auxiliares de farmacia., que podemos clasificarlos según el rango de edad en la siguiente tabla:

Edad	Farmacéuticos	Técnicos en farmacia	Auxiliares de farmacia
Menores de 30	2	0	1
Entre 30 – 40	2	3	0
Mayores de 40	1	2	2

3. METODOLOGÍA Y PROCEDIMIENTO DE EVALUACIÓN:

Se ha utilizado el cuestionario sobre el contenido de trabajo o *job content questionnaire* (JCQ), basado en el modelo demanda-control de Karasek -Theorell, que constituye el instrumento para medir las características psicosociales de los trabajos y predice el riesgo laboral relacionado con el estrés, evaluando la motivación del personal, la satisfacción laboral o la exposición de los trabajadores a diferentes entornos laborales. Este cuestionario, con un total de 25 ítems, evalúa la aparición de estrés como resultado de la interacción entre las demandas psicológicas del trabajo, el control sobre el mismo y el apoyo que reciben los trabajadores.

La cumplimentación de los cuestionarios se realizó durante los meses de abril y mayo de 2021 por los trabajadores, de forma confidencial y anónima. Los cuestionarios se han pasado durante la jornada laboral, por turnos y evitando cualquier distracción (por ejemplo, móviles) durante un tiempo máximo de 45 minutos, sin desatender, en ningún caso, a las personas evaluadas.

4. CONCLUSIONES Y ANÁLISIS DE LOS RESULTADOS:

Se han analizado los cuestionarios cumplimentados voluntariamente por los trabajadores, obteniendo porcentajes para cada ítem en función de las respuestas posibles, que van desde "muy en desacuerdo" a "completamente de acuerdo". Según las escalas evaluadas se ha podido concluir que:

I. Control: La mayoría de los trabajadores realizan diferentes tareas, repetitivas, y con un control intermedio sobre la realización del trabajo, lo que puede suponer un nivel de exposición psicosocial desfavorable para la salud.
II. Demandas y exigencias del trabajo: Una parte de los trabajadores considera que en su puesto hay gran cantidad de trabajo, presión de tiempo e interrupciones continuas, además de requerir un alto grado de atención. Se considera necesario intervenir a este nivel ya que, si las demandas son altas y el control es bajo, los trabajadores pueden sufrir consecuencias psicosociales negativas.
III. Apoyo social: Los trabajadores cuentan con el apoyo de sus compañeros, mientras que las relaciones con los superiores se pueden optimizar.

5. RECOMENDACIONES DE INTERVENCIÓN:

Las recomendaciones para las diferentes escalas evaluadas son:

I. Control:

- Definir un plan de formación continua y especializada sobre el COVID-19.
- Implementar un sistema de enriquecimiento de tareas para estimular a los trabajadores.
- Reestructurar las diferentes tareas para que los trabajadores comprendan fácilmente los diversos flujos de trabajo.

II. Demandas psicológicas y exigencias del trabajo:

- Organización temporal de cada puesto de trabajo.
- Valorar la obtención de nuevos recursos que aligeren ciertas tareas.
- Analizar la carga de trabajo de cada puesto.
- Establecer y respetar los descansos de los trabajadores.
- Establecer objetivos realistas.

III. Apoyo social:

- Fijar reuniones periódicas donde se promueva la participación de los trabajadores.
- Crear una cultura de comunicación eficaz.
- Fomentar el trabajo en equipo

IV. Otras acciones:

- Programar formación e información específica sobre problemas asociados al estrés laboral.
- Informar sobre el correcto manejo de la información.
- Ofrecer seguimiento emocional personalizado.
- Mantener un estilo de vida saludable.
- Recibir apoyo social fuera de la empresa.

6. RESUMEN FINAL:

Mediante el cuestionario sobre el contenido de trabajo se han podido identificar factores de riesgo psicosocial asociados al estrés laboral en las farmacias evaluadas, asociados a la pandemia por el nuevo coronavirus. La implantación de las medidas propuestas puede contribuir a gestionar el estrés laboral y minimizar el impacto sobre los trabajadores, siendo necesario realizar seguimiento de la planificación preventiva propuesta para evaluar si se ha conseguido reducir el estrés de los trabajadores o si, por el contrario, se deben proponer otras medidas que ayuden a alcanzar el objetivo final de la evaluación.

En Cartagena, 31 de mayo de 2021

Francisco Barreiro García

Técnico Superior en Prevención de Riesgos Laborales

ANEXO III

DÍPTICO RESUMEN DE LAS MEDIDAS PREVENTIVAS A IMPLANTAR

MEDIDAS PARA PREVENIR EL ESTRÉS LABORAL DURANTE LA PANDEMIA

- ¿Sabéis que corremos riesgo de sufrir estrés durante la pandemia? Todos vamos a conocer los resultados de la evaluación de riesgos que nos han realizado.
- Lo primero es estar formados; vamos a realizar 4 cursos online para conocer a fondo la infección por el coronavirus, su análisis y la vacunación.
- Vamos a realizar nuevas tareas que nos motiven, y se van a designar responsables para cada una de ellas.
- Es importante organizar la jornada de trabajo para que no se solape la realización de tareas. Para ello, juntos elaboraremos un calendario de tareas para cada día, así cada uno sabrá qué hacer en cada momento, ¡sin olvidarnos de los descansos!
- Tendremos un grupo de WhatsApp para tratar exclusivamente este tema, os ánimo a compartir vuestras experiencias e inquietudes.

- Se van a incorporar nuevas máquinas que nos harán más fácil el trabajo: una máquina contadora de monedas y una emblistadora automática de SPD.
- Cada 15 días haremos un resumen de los objetivos alcanzados hasta la fecha, es importante conocerlos para conseguir el incentivo grupal.
- Vuestra opinión es importante: se van a realizar diferentes reuniones; individuales para poder saber qué espera cada uno de su puesto de trabajo y qué le gustaría hacer; y grupales, para compartir experiencias y técnicas de afrontamiento de estrés.
- Tendremos distintas charlas: por una parte, técnicos de prevención de riesgos laborales nos van a hablar del estrés como factor de riesgo psicosocial; por otra parte, una psicóloga sanitaria nos va a ayudar a identificar el estrés y a gestionarlo correctamente.

ANEXO IV

PLAN DE FORMACIÓN ESPECÍFICA

Curso	Entidad	Duración
INFECCIÓN POR CORONAVIRUS	CGCOF	5 horas
REALIZACIÓN DE CRIBADO FRENTE AL SARS-COV-2 EN FARMACIA COMUNITARIA	CGCOF	10 horas
TEST DE DETECCIÓN DEL CORONAVIRUS SARS-COV-2-	SEFAC	17 horas
VACUNACIÓN FRENTE A COVID-19	CGCOF	20 horas

ANEXO V

DECÁLOGO PARA AFRONTAR ADECUADAMENTE EL CORONAVIRUS DESDE LA PERSPECTIVA PSICOLÓGICA

1. Estar bien informado: Siempre hay que buscar la información de fuentes válidas y contrastadas, siendo necesario acudir a fuentes fiables como son el Ministerio de Sanidad y la Consejería de Salud de la Región de Murcia, o a través del portal de la OMS sobre el coronavirus.

2. Evitar la sobreinformación y las noticias no contrastadas Es suficiente con la información recogida de las fuentes oficiales, **no** siendo conveniente estar continuamente buscando y leyendo información al respecto. Esto en vez de provocar una respuesta positiva en la persona va a generar un aumento de la sensación de riesgo. Hay que evitar por ello tanto la sobreinformación como el alarmismo o sensacionalismo que puedan trasmitirse en algunos medios. Así mismo debemos de tener cuidado con las noticias que pueden circular en las redes que no están contrastadas, y evitar ser también nosotros propagadores de las mismas.

3. Confía en los sanitarios: A medida que se vaya aportando información contrastada desde el ámbito sanitario se seguirán las pautas que se vayan aconsejando, de manera que iremos adecuando nuestras conductas a lo que científicamente se valore conveniente para nuestra prevención. No deben de tomarse precauciones innecesarias que conlleva el crecimiento del miedo y la angustia por parte de quien se excede en medidas innecesarias.

4. Estar atento a los posibles síntomas: Ante cualquier signo que pudiera ser sospechoso, como fiebre, tos o dificultades respiratorias, hay que comunicarlo a las autoridades y seguir sus instrucciones. Pero hay que evitar saturar los servicios y urgencias médicas, así como estar continuamente consultando o acudiendo a los hospitales o centros de salud.

5. Un poco de humor viene bien: Cierto grado de humor ayuda a que el miedo se mantenga a raya. Todos hemos compartido en estos días algunos de los mensajes que han aparecido en la red y que ayudan a tener una visión más distendida de la situación.

6. Adaptar tus hábitos: Aunque tengas que permanecer en cuarentena, es importante que sigas manteniendo las rutinas y hábitos lo más posible, por ejemplo, mantener unos horarios de sueño, cuidar la alimentación, hacer ejercicio, mantenerse en contacto con las personas del entorno social y familiar a través del teléfono, ya que la continuidad de las relaciones sociales va a facilitar el tiempo que tenemos que estar recluidos. Seguir las recomendaciones con respecto a las distancias personales, y evitar reuniones en el número de asistentes que se vaya señalando por las autoridades sanitarias.

Y en todo lo que sea posible mantener al máximo las rutinas y vida normalizada, siempre compatibles con las recomendaciones sanitarias.

7. Informar adecuadamente a los más pequeños: Hay que informar a los niños de manera veraz, adecuando la información a su desarrollo evolutivo y capacidad de comprensión.

8. Reconocer los sentimientos de angustia y miedo que provoca. Es normal sentirse confundido y algo temeroso ante tantas noticias sobre algo que resulta desconocido y puede resultar amenazante para la salud. El miedo tiene su papel, pero puede llegar a interferir nuestra capacidad de gestión y sobre todo puede ser muy negativo que haya una sensación colectiva que en vez de ayudar en el proceso redunde negativamente en la gestión de la situación, por ejemplo, a nivel sanitario, porque puede llevar a sobrecargar los servicios. Los psicólogos explican que el miedo es una respuesta adaptativa que nos ayuda a mantenernos alerta y a tomar las medidas necesarias para minimizar riesgos, ya sea por la vía de evitar el peligro o de buscar la manera de afrontarlo. Por eso instamos a no rechazarlo ni taparlo.

9. Echa mano de tus capacidades de afrontamiento y tu experiencia Todos contamos con experiencias previas en las que nos hemos tenido que enfrentar a situaciones de ansiedad o miedo, y hemos contado con recursos para superarlas, por lo que hay que poner en marcha esas capacidades para poder afrontar de manera positiva esta nueva situación.

10. Compartir nuestros sentimientos y **acudir a un profesional de la psicología** cuando sea necesario. Es bueno compartir y hacer visibles nuestros sentimientos, hablarlos con el entorno y en caso de que la angustia sea elevada o no encontremos las capacidades de afrontamiento adecuadas, sería conveniente abordarlo con un profesional de la psicología, a fin de poder encauzar esa angustia, así como evitar "el contagio" a nuestro entorno.

Bibliografía

1. Ait-Chaib Corchero MC. Riesgos psicosociales en las organizaciones: Una revisión bibliográfica internacional. Desvalimiento Psicosocial. 2020; 7(1):1-23.
2. Özdemir Ş, Kerse G. The effects of covid 19 on health care workers: analysing of the interaction between optimism, job stress and emotional exhaustion. International and Multidisciplinary J Social Sciences. 2020; 9(2):178-201.
3. Dosil M, Ozamiz-Etxebarria N, Redondo I, Jaureguizar J, Picaza M. Psychological impact of COVID-19 on a sample of Spanish health professionals. Rev Psiquiatr Salud Ment. 2021;1 4(2):106-112.
4. Gómez-Conesa A. Impact of the COVID-19 pandemic on mental health symptoms and physiotherapy actions. Fisioterapia. 2021; 43(1):1-4.
5. Baldonedo C, Franco S, Mosteiro M. Impacto psicológico de la COVID-19 en farmacéuticos comunitarios y técnicos en farmacia. Farmacéuticos Comunitarios. 2020; 12(Supl 2. Congreso SEFAC 2020):279.
6. Puig-Pérez S, Aliño M, Almela M, Cano-López I, Duque A, García-Rubio MJ et al. El impacto psicológico de la COVID-19 y la importancia de la atención psicológica de la población ante una pandemia. Rev Acofar. 2020; 566:24-27.
7. Corso S, Moreno B (dir), Garrosa E (dir). Personalidad resistente, autoevaluaciones básicas y capital psicológico en el modelo de demandas y recursos laborales [tesis doctoral]. [Madrid]: Universidad Autónoma de Madrid; 2013.
8. Gil Monte PR. Some reasons to consider psicosocial risks in the work and its consequences on public health. Rev Esp Salud Pública. 2009; 83(2):169-173.
9. Yaribeygi H, Panahi Y, Sahraei H, Johnston TP, Sahebkar A. The impact of stress on body function: A review. EXCLI J. 2017; 16:1057–1072.
10. Díaz DL. Work stress and psychosocial risk factors. Rev CES Salud Pública. 2011; 2(1): 80-84.
11. Siegrist, J. Adverse health effects of high-effort/low-reward conditions. J Occup Health Psychol. 1996; 1(1), 27–41.
12. Chiang M, Gómez N, Sigoña M. Psychosocial risk factors, stress and their relationship with performance: a comparison between health centers. Salud trab. 2013; 21(2):111-128.
13. Serrano MA, Moya L, Salvador A. Estrés laboral y salud: Indicadores cardiovasculares y endocrinos. An de Psicol. 2009; 25(1):150-159.

14. Vega S. NTP 603: Riesgo psicosocial: el modelo demanda-control-apoyo social (I). INSHT. 2001.
15. Chiang MM, Riquelme GR, Rivas PA. Relationship between job satisfaction, work stress and its results in workers of a charity institution of the province of concepción. Cienc Trab. 2018; 20(63):178-186.
16. Olivas OLL, Gabriela TC, Leal LP, Ángeles MAV. El modelo de ajuste persona-entorno como una herramienta de diagnóstico e intervención de estrés en deportistas. Perspectivas en la psicología del deporte: Investigación y aplicaciones. Colofón. 2018: p. 117-122.
17. Grau MJ, Martin C, Portero D. Estrés, ansiedad, personalidad resultados de las investigaciones cubanas efectuadas sobre la base del enfoque personal. Rev Interamericana de Psicología. 1993;27(1):37-57.
18. Pérez D, García J, García TE, Ortiz D, Centelles M. Conocimientos sobre estrés, salud y creencias de control para la atención primaria de salud. Rev Cuba Med Gen Integral. 2014; *30*(3), 354-363.
19. Hernández E, Vera P, Grau J. Estrés, salutogénesis y vulnerabilidad. Psicología de la Salud: fundamentos y aplicaciones. 2005; p. 33-58.
20. O'Higgins M, García O, Torales J. The mental health of healthcare workers and the COVID-19 pandemic. Med Clin Soc. 2020; 4(3):86-87.
21. Jones AM, Clark JS, Mohammad RA. Burnout and secondary traumatic stress in health-system pharmacists during the COVID-19 pandemic. Am J Health Syst Pharm. 2021; 78(9):818-824.
22. Valero N, Vélez M, Durán A, Portillo M. Afrontamiento del COVID-19: estrés, miedo, ansiedad y depresión. Enferm Inv. 2020; 5(3):63-70.
23. Batalla-Martín D, Campoverde K, Broncano-Bolzoni M. El impacto en la salud mental de los trabajadores sanitarios durante la COVID-19. Rev Enferm Salud Ment. 2020; 16:17-25.
24. Octavio R, García C, Mercado SM. El estrés en el entorno laboral: revisión general desde la teoría. CULCYT. 2018; 64(15):31-42.
25. Caballero-Domínguez C, Campo-Arias A. Problemas de salud mental en la sociedad: un acercamiento desde el impacto del COVID 19 y de la cuarentena. Rev Int Cienc Salud. 2020; 17(3):1-3.
26. Rohleder N. Stress and inflammation – The need to address the gap in the transition T between acute and chronic stress effects. Psychoneuroendocrinology. 2019; 105:164-171.
27. McEwen BS. Neurobiological and systemic effects of chronic Stress. Chronic Stress. 2018; 1:1-11.

28. Grigore O, Mihailescu AI, Solomon I, Boda D, Caruntu C. Role of stress in modulation of skin neurogenic inflammation. Exp Ther Med. 2019; 17(2):997-1003.
29. Nogareda C. NTP 702: El proceso de evaluación de los factores psicosociales. INSHT. 2003.
30. Martínez-Martínez L. Psychosocial risks and work stress in times of covid-19: instruments for its evaluation. Rev Com Sal. 2020; 10(2):301-321.
31. Moncada S, Llorens C, Navarro A, Kristensen TS. ISTAS21: the spanish version of the copenhagen psychosocial questionnaire (COPSOQ). Arch Prev Riesgos Labor. 2005; 8(1):18-29.
32. Cedeño AP, Chávez RA. Análisis comparativo de las herramientas ISTAS 21 y FPSICO en personal del sector financiero. Rev San Gregorio. 2020; 1(399:143-162.
33. Pérez J. NTP 926: Factores psicosociales: metodología de evaluación. INSHT. 2012.
34. Escribà-Agüir V, Más R, Flores E. Validation of the job content questionnaire in hospital nursing staff. Gac Sanit. 2001; 15(2):142-149.
35. Karasek R, Brisson C, Kawakami N, Houtman I, Bongers P, Amick B. The job content questionnaire (JCQ): an instrument for internationally comparative assessments of psychosocial job characteristics. J Occup Health Psychol. 1998; 3(4):322-55.
36. Karasek R. Job demands, job decision latitude, and mental strain: Implications for job redesign. Adm Sci Q. 1979; 24(2):285-308.
37. Karasek R, Theorell T. Healthy work: Stress, productivity, and the reconstruction of working life. The Quarterly Review of Biology. 1990; 9(4):475-525.
38. Johnson JV, Ellen M, Theorell T. Combined effects of job strain and social isolation on cardiovascular disease morbidity and mortality in a random sample of the Swedish male working population. Scand J Work. 1989; 15(4):271-279.
39. Johnson JV, Hall EM. Job strain, work place social support, and cardiovascular disease: a cross- sectional study of a random sample of the Swedish working population. Am J Public Health. 1988; *78,* 1336-1342.
40. Lohr S. (1996, December 29). Though upbeat on the economy, people still fear for their jobs. New York Times. 1996; p. 1-26.
41. Vega S. NTP 604: Riesgo psicosocial: el modelo demanda-control-apoyo social (II). INSHT. 2001.
42. Benavides FG, Ruíz C, García AM. Salud Laboral: cconceptos y técnicas para la prevención de riesgos laborales. Rev Esp Salud Publica. 1997; 71(4):409-410.

43. Shankill C. European Foundation for the Improvement of Living and Working Conditions. UNIPUB distributor, 1994.
44. Ley 31/1995, de 8 de noviembre, de prevención de riesgos laborales.
45. Real Decreto 39/1997, de 17 de enero, por el que se aprueba el Reglamento de los Servicios de Prevención.
46. Resolución de 7 de marzo de 2005, de la dirección general de trabajo, por la que se dispone la inscripción en el registro y publicación del acuerdo interconfederal para la negociación colectiva 2005.
47. Real Decreto Legislativo 2/2015, de 23 de octubre, por el que se aprueba el texto refundido de la ley del estatuto de los trabajadores.
48. Criterio Técnico 104/2021, sobre actuaciones de la inspección de trabajo y seguridad social en riesgos psicosociales.
49. Guía de Actuación Inspectora en factores psicosociales. Inspección de trabajo y seguridad social. 2012.
50. Martín R, Garí A. Trabajar en tiempos de COVID-19: buenas prácticas de intervención psicosocial en centros sanitarios. INSST, 2020.
51. Oncins M. NTP 450: Factores psicosociales: fases para su evaluación. INSHT. 1995.
52. Ley 16/1997, de 25 de abril, de regulación de servicios de las oficinas de farmacia.
53. Ley 3/1997, de 28 de mayo, de ordenación farmacéutica en la Región de Murcia.
54. Centro Regional de Estadística de Murcia. Padrón Municipal de habitantes 2020. [citado 25 abr 2021]. Disponible en https://econet.carm.es/inicio/-/crem/sicrem/PU_padron/p20/sec29.html
55. Ley 29/2006 de 27 de julio, de garantías y uso racional de los medicamentos y productos sanitarios.
56. Sociedad Española de Farmacia Familiar y Comunitaria. COVID-19: Problemas y soluciones en farmacia comunitaria y atención primaria. 2020. [citado 25 abr 2021]. Disponible en https://www.sefac.org/system/files/2020-04/STREAMING%20COVID19.pdf
57. Consejo General de Colegios Oficiales de Farmacéuticos. Portalfarma. Emergencia sanitaria dl COVID-19. 2020. [citado 26 abr 2021]. Disponible en https://www.portalfarma.com/Profesionales/consejoinforma/Paginas/2020-comunicado-emergencia-sanitaira-covid-19.aspx
58. Ley 2/2021 de medidas urgentes de prevención, contención y coordinación para hacer frente a la crisis sanitaria por el COVID-19.

59. Colegio Oficial de Farmacéuticos de la Región de Murcia. Circular 203/2020: COVID-19: Instrucción de la Consejería de Salud y Procedimiento para la dispensación domiciliaria de medicamentos por las farmacias de la Región de Murcia.
60. Del Castillo NP, Román JJ, Almirall PJ, Oramas A, Marrero ML, Amador FJ et al. Paquete tecnológico para la evaluación psicológica en salud ocupacional. Rev cub salud pública. 2012; 13(2):62-74.

FSC
www.fsc.org
MIX
Papier | Fördert gute Waldnutzung
FSC® C083411

Kolibri 360 GmbH
Ferdinand-Jühlke-Straße 7
99095 Erfurt, Deutschland
produktsicherheit@kolibri360.de

Druck:
CPI Druckdienstleistungen GmbH
im Auftrag der
Kolibri 360 GmbH
Ferdinand-Jühlke-Str. 7
99095 Erfurt